图解家庭中医养生

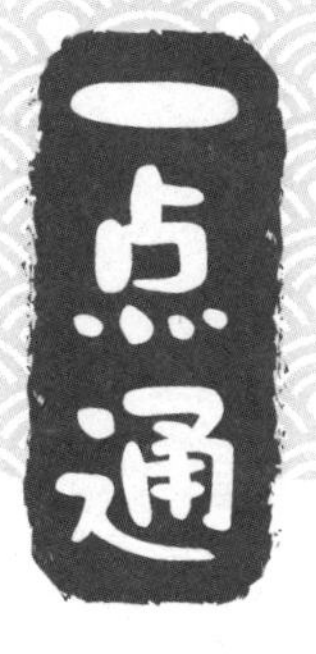

福建中医药大学　邓月娥◎主编
刘德荣◎主审

全国百佳图书出版单位
化学工业出版社
·北京·

中医保健养生法源远流长、效果显著，可以达到增强体质、预防疾病、美容保健和延年益寿的作用。本书以问答形式，配合真人演示彩图，结合作者多年中医养生学教学和临床经验，介绍了日常中医养生的关键方法。“基础篇”介绍了生命、健康、养生的基本问题；“日常篇”围绕人们的衣、食、住、行等各个方面详细介绍，包括运动、饮食、四季养生等；“防病篇”针对现代常见病介绍简便易行的防病法和中医特色养生法，如推拿按摩、针灸疗法、导引气功法等。全书围绕中医保健养生理论和方法，结合现代人实际生活常见问题展开，读者一看即懂，一学即会。

本书内容通俗易懂、图文配合、方便实用，是广大读者日常养生保健的参考书。

图书在版编目（CIP）数据

图解家庭中医养生一点通／邓月娥主编. —北京：化学工业出版社，2017.5（2021.6重印）
ISBN 978-7-122-29497-5

Ⅰ. ①图… Ⅱ. ①邓… Ⅲ. ①养生（中医）－基本知识 Ⅳ. ①R212

中国版本图书馆CIP数据核字（2017）第080777号

责任编辑：陈燕杰　戴小玲
责任校对：宋　玮　　　　装帧设计：关　飞　水长流文化

出版发行：化学工业出版社（北京市东城区青年湖南街 13 号　邮政编码 100011）
印　　装：中煤（北京）印务有限公司
710mm × 1000mm　1 / 16　印张12　字数240千字　2021年6月北京第1版第9次印刷

购书咨询：010-64518888　　售后服务：010-64518899
网　　址：http: // www.cip.com.cn
凡购买本书，如有缺损质量问题，本社销售中心负责调换。

定　　价：36.00元

本书编写人员名单

主　编　邓月娥

副主编　林丽莉

编　者（按姓氏笔画排序）

王青松　邓月娥　石伟荣
刘鸿宇　李晓鹏　李曌华
陈雨捷　陈玲玲　陈燕清
林丽莉　林斌强　郑凤伟
胡　伟　黄小榕　黄晓金
程丽斌

主　审　刘德荣

滙中醫養生精華

集古今名家經驗

嚴世芸

嚴世芸

序

随着社会的发展，现代人们理解的健康的含义是人人享有高质量、有意义的生命，未来医疗服务的对象不仅仅是患者，还有相当多需要得到健康生活指导的人，未来医学的任务也不仅仅是治病，而主要是预防疾病、促进健康及提高人的生命质量。

中医保健养生法是中华传统文化的瑰宝，有数千年的历史，底蕴丰厚、异彩纷呈，大到“道与生相守，生与道相保”“德润身，仁者寿”等养生理论，小到日常生活衣、食、住、行等养生技术，运用恰当的手段、顺应自然规律保健强身、防病抗衰，具有方便性、经济性、有效性、安全性等独特优势，是历代医家研究的重点，在促进人类健康、提高生命质量、预防疾病等方面发挥了重要的作用。

中医药的传承和发展有赖于民众的广泛认可，源于民间的中国传统医药应努力使其回归民间，只有当传统医药的道理深入人心，中医药才能真正发挥其普惠民众的作用。本书内容实用，与生活密切相关，古有先辈陈修园普及中医药，今有福建中医药大学邓月娥老师等一众从事养生知识普及推广的专家学者，他们都使民众得以直面中医药及其文化魅力。中医药院校利用自身的优势和特长，开展中医药科普宣传，在提高民众的医学科学素质、维护大众健康以及弘扬我国优秀传统文化等方面，可发挥其独特的作用。

本书以问答的形式，用通俗易懂的语言，结合人们的实际生活深入浅出地介绍中医养生知识，宣传中医养生理念和传播中医养生方法，服务普通大众实为可贵，是为序。

福建中医药大学　陈立典

于福州

前言

随着社会进步和国民生活水平的提高，人们对健康和长寿问题越来越关注。根据世界卫生组织统计，人群中符合健康标准的只占15%，患病人群占15%，而有70%的人处在“亚健康”状态。因此，世界卫生组织积极倡导健康的生活方式。我国的卫生主管部门也把工作重点从医疗向“治未病”转移，并作为增强全民健康意识、提高健康素质的重要途径。如何保养身体，如何预防疾病，做到未病先防，收获健康，成为广大民众的共同心声。有着数千年历史的中华养生之道与养生方法，以其方便性、经济性、有效性、安全性和易操作性等优势，越来越受到世界各地追求健康人士的认可和喜爱。

本书面向大众，以问答的形式，用通俗易懂的语言，深入浅出地介绍古今中医养生知识，旨在宣传中医养生理念和传播中医养生方法。笔者精心筛选出约300个养生的关键问题，分“基础篇”“日常篇”和“防病篇”三部分介绍有关保健养生细节。其中“基础篇”介绍了关于生命、健康、养生的基本问题；“日常篇”围绕人们日常生活中的衣、食、住、行等各个方面详细介绍了养生观点和方法，包含运动养生、饮食养生、精神养生、起居养生、环境养生、睡眠养生、二便养生、沐浴养生、房事养生、娱乐养生、四季养生等；“防病篇”是针对威胁人们健康的常见病而设的专题，介绍简便易行的防病养生法和富于中医诊疗特色的养生法，如推拿按摩疗法、针灸疗法、导引气功法等内容。全书围绕中医养生理论、原则、方法，结合现代人实际生活常见问题展开论述，使人们一看即懂，一学即能为己所用。只要您是关注健康、热爱生命的人，随时随地都可以学习它、运用它来开展保养生命的活动。

本书参考了古今各种实用的养生著作，吸取了前辈对养生研究的精华，结合了当今养生新观念和新方法，是一本通俗易懂、方便实用的养生指导书。限于笔者水平，本书难免存在一些不足之处，敬请广大读者批评指正。

编者　于福建中医药大学　2017年1月

目录

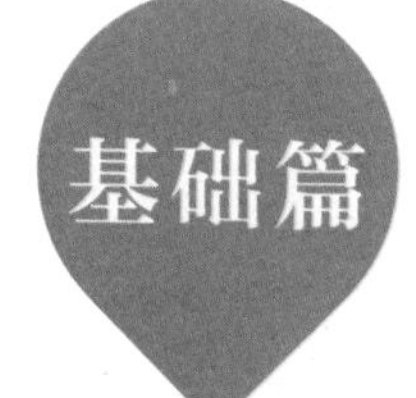

第一章

养生基本知识

第二章

饮食养生

第三章 运动养生

第四章

按摩养生

第五章

精神养生

第六章

起居养生

第七章

睡眠养生

第八章

二便、服饰、沐浴养生

第九章

房事养生

第十章 环境养生与娱乐养生

第十一章

四季养生

防病篇

第十二章 肥胖症

第十三章 高脂血症

第十四章 高血压

第十五章 冠心病

第十六章 糖尿病

第十七章 癌症

基础篇

第一章

养生基本知识

01 什么是养生？

养生，是指人合理地选用养精神、调饮食、练形体、慎房事、适寒温等的保健方法，通过长期锻炼和修习，达到保养身体、减少疾病、增进健康、延年益寿目的的技术和方法。简而言之，所有促进健康、延长寿命的活动都是养生活动。

02 世界卫生组织指出人的健康标准是什么？

(1) 精力充沛，能从容不迫地应付日常生活和工作；

(2) 处事乐观，态度积极，乐于承担任务而不挑剔；

(3) 善于休息，睡眠良好；应变能力强，能适应各种环境的变化；

(4) 对一般感冒和传染病具有一定的抵抗能力；

(5) 体重适中，形体匀称，头、臂、臀比例协调；

(6) 眼睛明亮，反应敏锐，眼睑不发炎；

(7) 牙齿清洁，无缺损，无疼痛，齿龈颜色正常，无出血；

(8) 头发光泽，无头屑；

(9) 肌肉、皮肤富有弹性，走路轻松。

03 中医认为哪些人才算是健康？

中医认为，健康的人就是那些阴阳平和的人，具有以下特点：

形体壮实，比例恰当；须发润泽，柔亮有光；面色红润；表情舒展；眼睛有神，灵气荡漾；呼吸从容，不急不慢；食欲旺盛，美食三餐；牙齿坚固，不蛀不伤；听觉灵敏，耳内不响；声音洪亮，气息悠长；腰腿灵便，不痛不酸；二便通利，排放正常；舌红苔薄，脉象匀缓。

04 中医对生命是怎么认识的？

(1) 生命是气的产物。中医学认为，自然界的各种生命体都是由物质即“气”构成的，即“气聚而有形”。“气聚”而形成的物体，结构不同，形状就不同。人是生活在大自然里，因此人与自然息息相关，相互影响。人体内环境要平衡协调，内环境与外环境的整体要协调，这是人体得以生存的基础。

(2) 精、气、血、神是生命活动必需的基本要素。中医学认为组成人体的物质表现为精、气、血、神。精、气、血、神充足则生命活动力旺盛。精有先天之精与后天之精之分，是构成人体及促进人体生长发育的基本物质。先天之精来自父母；人出生之后，从饮食中获得的营养精华称为后天之精，先后天之精互相转化，互相补充，成为生命活动的动力基础。精的不足或亏虚，可导致生命活动减退或早衰、多病。

气，是推动脏腑功能活动的动力，是生命活力的根本保证。人体生命力的强弱、生命的寿夭，在于气的盛衰。人的生命活动就是气与外界的沟通。而血，是滋养人体脏腑、组织、器官，保证人体新陈代谢的物质需求，化生精、气、神、乳汁、经血、精液、体液等生命物质的物质源泉。血总是与气相伴而行，相辅相成，互养互化，共生共荣。

神，是机体生命活动的总称，也是人体生命活动的外在表现，包括精神意识、思维活动、运动、知觉等。神以精血为物质基础，精、气充盈，就是“有神”，生命处于健康状况。

中医通常将“血”涵盖在“精”的范畴之内，于是有“精、气、神为人身三宝”的说法。精、气、神三者相互依存，相互为用，一盛俱盛，一衰俱衰。如《养性延命录·教诫篇》说：“夫神者，生之本；形者，生之具也。神大用则竭，形大劳则毙。”由此可见，生命活动是由精、气、血、神以及脏腑功能状态决定的。而养生就是使人体的精、气、血、神充足，保持脏腑的功能平衡，达到健康无病、延年益寿的目的。

05 什么是亚健康？你处于亚健康吗？

亚健康也称第三状态、灰色状态、病前状态等，是介于健康和疾病之间的一种状态，是人们身心健康的低质量状态及其体验。多无临床症状或症状感觉轻微 或有潜在的病理信息。

亚健康常见的表现有：易感冒、失眠、健忘、便秘、消化不良、超重、临界高血压、疲劳综合征，慢性病恢复期也是亚健康状态。处于亚健康状态的人群需采取有效的养生方法。

06 人衰老的表现是什么？

生、长、壮、老、已是生命发展过程中不可逆转的自然规律，生命经过成熟期就必然走向衰老，即机体的形态、组织器官的生理功能、组织器官间的协调性，以及机体对环境的适应能力等都出现退行性变化。这些变化主要体现在：

①毛发变白和稀疏；②皮肤出现皱纹；③老年斑的出现；④牙齿松动、脱落；⑤眼睑松弛，视力下降；⑥身高下降，体重减轻；⑦听力减退；⑧记忆力降低；⑨动作迟缓，精神、语言迟钝。

中医养生的宗旨不是追求“长生不老”或“返老还童”，而是防病延年，延缓衰老的进程，尽享天年——自然寿命。

07 人衰老的原因是什么？

中医认为衰老的原因主要表现在以下几个方面。

(1) 精气不足。或先天不足或后天过度消耗，如纵欲、疾病、过劳。

(2) 营养不良。或摄入不足或吸收不良导致营养不良。

(3) 五脏受损。由于各种原因导致心、肝、脾、肺、肾的功能受到损害，生命活动力减弱而衰老。

(4) 情志过激。过激的情绪变化导致体内阴阳气血失调，脏腑经络功能紊乱，加速衰老。

(5) 劳逸失度。过于劳累伤精耗气，过于安逸则气血郁滞，均影响身体健康。

(6) 遗传禀赋。先天禀赋较弱易衰老，较强则多长寿。

(7) 社会环境。社会地位急剧变化影响人的精神和形体。而不合理的社会制度、不良的社会习俗、落后的意识形态、紧张激烈的生存竞争和复杂的人际关系都会导致人体气血逆乱而早衰。

08 延缓衰老的方法是什么?

合理养生是延缓衰老最好的对策。古代养生家认为："养生以不损为延年之术，不损以有补为养生之经，居安思危，防未萌也。"人们只要关注生命，学会养生，防止外来的各种伤害，补充维持生命的物质，强化脏腑组织的运作功能，是完全可以做到强身健体，延年益寿的。

09 为什么不健康的生活方式是养生的大敌?

不健康的生活方式指影响健康、危害生命的不良生活习惯。生活起居没规律、劳逸过度、频繁大量饮酒、吸烟、运动量少、高脂高热量饮食、夜生活过度等均是不利身体健康的生活方式，而工作压力大、精神紧张、情绪焦躁也是不良因素，可以加重不健康的生活方式对人体的损害。长期的不健康的生活方式容易使人处于亚健康状态，久而久之，导致疾病的发生，甚至过早衰老。因此，不健康的生活方式是养生的大敌。世界卫生组织有关数据显示，全球60%的死亡原因可以归为不健康的生活方式。我国近年的高血压、糖尿病、肿瘤等慢性非传染性疾病的发病率迅速攀升；人群中死亡前十种疾病的病因中，生活方式的原因占37.7%。不良行为和生活方式已经成为国人慢性病的主要病因。

因此只有学会保养生命，避免不健康生活方式，做到：戒烟、限酒、平衡饮食、坚持运动、规律作息、保持健康的心态，才是保证国民健康的最佳途径。

10 中医养生的观念是什么?

(1) 天人合一，顺应自然。人与自然息息相关，人必须顺应自然，和谐相处，才利于养生。表现在顺应四时变化、顺应地域特点、顺应社会发展几方面。

(2) 注重整体，综合调养。中医养生的所有方法都必须从整体观念出发，充分考虑人体自身的统一性、完整性及其与自然界、社会环境的密切相关性。根据自身的年龄、体质，合理运用运动养生、起居调养、饮食养生、睡眠调养等各种方法进行养生。

(3) 因人制宜，辨证施养。每个人的体质不同，性别、年龄不一，所处的社会生活环境不同，对养生方法的取向也不一样。即使是同一个人，随着年龄的增长，生活、学习、工作会发生一定的变化，养生也不能一成不变。

(4) 和谐适度，中正均衡。人体保持在阴阳平和、气血顺畅、脏腑协调的状态是最佳状态。这是养生应该坚持的原则，也是养生最终的目标。使用各种养生方法进行养生都要坚持这个原则。

11 中医养生的方法有哪些?

中医养生学源远流长，经过历代养生家、医家和广大人民的实践和探索而形成，具有丰富多彩的技术和方法。

(1) 贯穿于衣、食、住、行、坐、卧、走、跑之间的日常养生，如起居养生、环境养生、饮食养生、睡眠养生、二便养生、沐浴养生、房事养生、运动养生。

(2) 体现动静结合、形神共养的精神养生法、运动养生、休闲娱乐养生。

(3) 富于中医诊疗特色养生法：推拿按摩疗法、针灸疗法、气功疗法、中药养生法。

(4) 独特性的中医养生方法还体现在因人养生（不同年龄、性别有不同养生法）、因质养生（辨别体质养生）、因时养生（四季养生）、因地养生（地域养生）。

12 什么是体质？中国人的体质主要有哪些类型？

体质是人群及人群中的个体在遗传的基础上，在环境的影响下，在生长、发育和衰老的过程中形成的形态结构、功能活动和物质代谢、心理活动方面固有的、相对稳定的特征。体质体现了人的差异性，也决定了机体对于某些疾病的易感性、表现形式、预后转归和治疗反应等。辨别体质的类型特点，针对不同人的体质特征，进行各种养生活动，可以改善体质偏颇，增强体魄，提高人身对自然的适应性，以达到防病养生的目的。

北京中医药大学王琦教授将中国人的体质分成十大类型，分别是：平和体质、气虚体质、阳虚体质、阴虚体质、痰湿体质、湿热体质、阳热体质、血瘀体质、气郁体质、特禀质。

13 你属于何种体质？

体质	有何特征
平和体质	身体胖瘦匀称，体格健壮有力，毛发润滑有光泽，目光炯炯有神，精力充沛，精神焕发；能耐寒又能耐热，对环境的适应性强；胃口好，没有特殊的饮食嗜好；大小便正常排放；舌质淡红，舌苔薄白，脉率匀整。性格平静温和，情绪稳定，睡眠良好
气虚体质	形体消瘦或偏胖，肌肉较松软不结实，身体觉得倦怠无力，面色苍白，讲话声音低怯，爱出汗，活动则更会出汗，心慌心跳，纳食少，冬怕冷夏怕热，易感冒。舌淡苔白，脉虚弱是其基本特征。若患病则诸症加重，或伴有上气不接下气，不爱说话、咳喘无力；或纳食少常爱肚子胀、大便不成形或稀便；或肛门脱出、子宫脱垂；或心悸心慌、精神疲惫；或腰膝酸软、小便次数增多，男子有精液自流出，或性生活中精液早泄、女子白带清稀
阳虚体质	形体白胖或面色淡白无华、平时怕寒喜温暖、肢体不温热、背部及膝关节以下怕冷，冬天易长冻疮，耐夏不耐冬。小便清长、夜间尿多，大便时稀、唇淡口和、常爱出汗、脉沉细、舌淡胖嫩，苔白水滑。其人患病则易从寒变化，可见怕冷常蜷卧在床、四肢冰冷，或肚腹绵绵作痛、喜温热喜按摩；或身面水肿、小便不通利；或腰脊冷痛、大便清稀；或男子阳痿不举、精液自流，女子子宫寒冷而易不孕；或胸背彻痛、咳喘心悸；或夜尿频多、小便失禁

续表

体质	有何特征
阴虚体质	形体消瘦、面红、口燥咽干，有时面部烘热、心中时时烦躁、手足心热、睡眠少、大便干、尿黄、怕热、冬天自觉舒服而夏天难过、渴不多饮，脉细数、舌体瘦小、舌红少苔。性情急躁易怒，情绪易波动，或敏感压抑。若患病则上述诸症更加明显，或伴有干咳少痰、潮热盗汗（肺阴虚）；或心悸健忘、失眠多梦（心阴虚）；或腰酸背痛、眩晕耳鸣、男子遗精、女子月经量少（肾阴虚）；或胁痛、视物昏花（肝阴虚）
痰湿体质	形体肥胖，特别爱吃肥腻、甘甜食物，精神倦怠，懒得动，嗜睡，爱打鼾，身体觉得沉重有如东西包裹住而不舒适，口中粘腻感，大便溏稀或排出不畅似有黏滞未排出，脉濡而滑，舌体胖大，苔白滑腻。若病则胸脘痞闷，咳喘痰多；或食少，恶心呕吐，大便溏泄；或四肢水肿，按之凹陷，小便不利或混浊；或头身重困，关节疼痛重着、肌肤麻木不仁；或妇女白带过多
湿热体质	皮肤色黄，有“浊腻”而不清爽清洁的感觉，常觉得胸脘痞闷，口苦口臭，喜欢吃肥甘、厚、腻味重之食品，大便干燥结块或黏滞不爽，常臭秽难闻，小便黄，白带色黄味臭，舌红苔黄腻，脉滑数。性情多急躁易怒，烦闷倦怠
阳热体质	形体强壮结实，面色红，心烦易怒，讲话声高气粗，喜凉怕热，口渴喜冷饮，小便深黄，大便干结腥臭为其特点。易生口气、体气，易生疮疡，舌质红，舌体老，苔薄白。性情急躁或情绪活跃，性格外向。若病则易从阳化热，而见高热、脉洪大、大渴、饮冷等症
血瘀体质	面色晦暗涩滞，口唇色暗，黑眼圈，皮肤干燥易脱皮，易出血，舌紫暗或有瘀点，舌下静脉曲张，脉细涩或结代。性情压抑、呆板、甚至抑郁。若病则上述特征加重，可有头、胸、胁、少腹或四肢等处刺痛。口唇青紫。或有出血倾向、吐血、大便黑等，或腹部有包块，妇女常有痛经、闭经或崩漏淋漓不止等
气郁体质	形体偏消瘦。平时常见忧郁面貌，神情多烦闷不乐。性格内向不稳定，忧郁脆弱，敏感多疑，不太合群。时感胸胁胀满，或走窜疼痛，多伴善叹气，或胃中有嗳气呃逆，或咽间有异物感，吞不下又吐不出，或乳房胀痛，睡眠较差，食欲减退，惊悸怔忡，健忘，痰多，大便偏干，小便正常，舌淡红，苔薄白，脉象弦细。易患中医精神性疾病如郁证、脏躁、百合病、不寐、梅核气、惊恐等病证。对精神刺激适应能力较差，不喜欢阴雨天气
特禀质（过敏体质）	形体无特殊特点，或有畸形，或先天生理缺陷。遗传性疾病为垂直遗传，有先天性、家族性特征；胎传性疾病为母体影响胎儿个体生长发育及相关疾病特征。过敏体质者易药物过敏，易患花粉症；遗传疾病如血友病、先天愚型及中医所称“五迟”、“五软”、“解颅”等；胎传疾病如胎寒、胎热、胎惊、胎肥、胎痫、胎弱等。对外界环境适应能力差，如过敏体质者对过敏季节适应能力差，易引起宿疾

日常篇

第二章

饮食养生

01 什么是饮食养生?

饮食养生即饮食调养，是人们合理地摄取食物，利用食物特定的性、味、归经、功效来调节人体功能，以达到增进健康、远离疾病、益寿延年目的的养生方法。

02 饮食养生的作用是什么?

(1) 滋养人体。它是人身赖以生存的根本。饮食进入人体，通过胃的吸收、脾的运化输布，即成为水谷精微而滋养脏腑、经络乃至筋骨、肌肤、皮毛等，并与人体的真气结合，维持正常的生命活动和抗御邪气。

(2) 调整作用。即协调人体机能，调和阴阳气血和调整人与自然的平衡。它主要是利用饮食的性味进行调整，如阳虚阴盛者，可扶阳抑阴，选用温补食物。

(3) 预防疾病。即通过饮食提高人体的抗病能力，根据食物的性、味合理选择适宜自身的食物，在适当的气候条件下食用，如用动物肝脏预防夜盲症，绿豆汤预防中暑等。

(4) 治疗疾病。是利用食物具有调整阴阳、协调脏腑、通畅气血、补虚泻实、扶正祛邪的作用，如失眠症患者可经常食用大枣莲子粥、酱猪心等，可以起到养心安神的作用。

(5) 延缓衰老。多从补益肺、脾、肾入手。如芝麻、桑椹、枸杞子、薏苡仁、龙眼肉、山药、牛奶等，经常食用这些食品，有利于健康、长寿。

03 饮食也像中药一样有性和味吗?

食物的性味又称为“食性”、“食气”、“食味”等，和中药性能学说一样，也包括性味、归经、升降浮沉、补泻等内容。食物“性”与中药“四性”说法一致，包括寒、热、温、凉。食物的味是指食物的口感味觉，也是效用的抽象归纳。概括为酸（涩）、苦、甘（淡）、辛、咸，即“五味”或“七味”。

04 酸味食物有哪些养生保健功效?

酸味食物有收敛固涩，健脾开胃，增强肝脏功能，增进食欲，促进食物消化的功能。酸味食物入肝经，可补益于一些肝胆方面的相关症状。凡是久泻、久痢、久咳、久喘、虚汗、遗精、滑精、女子带下等病情，常吃酸味食物最为有益。如山楂可健脾消食，乌梅可生津止渴等。

但过酸会伤害脾的功能，导致皮肤皱缩坚硬，皮肉增厚。过食酸味食物，也会导致消化功能紊乱。

常见的酸味食物有乌梅、山楂、山茱萸、石榴、油菜、丝瓜、荔枝、芒果、柠檬、枇杷、醋等。

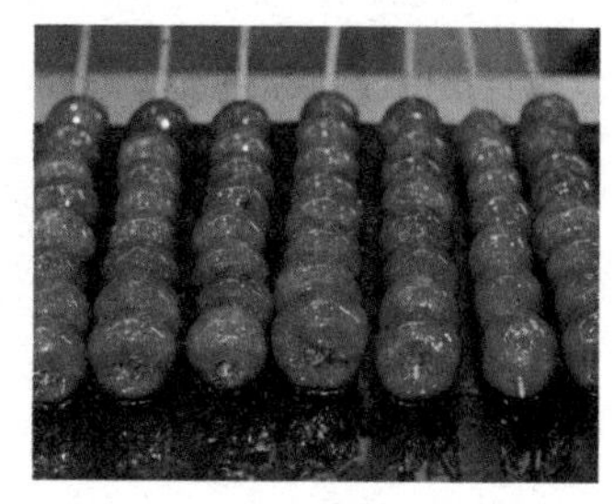

● 山楂

05 苦味食物有哪些养生保健功效?

苦味食物有清热解毒、泻火通便、燥湿降气等功效。其中富含氨基酸、维生素、苦味质和微量元素等物质。苦味食物归心经，可用于补益或治疗一些与心脏相关的症状。如苦瓜的味苦性寒，用苦瓜炒菜佐餐食用，取其苦能清热之力，达到泻火、明目、解毒的效果，适合热病烦渴者、中暑者、目赤者、罹患疮疡者、罹患疖肿者服食。再如茶叶，苦甘而凉，也具有清泻之力，适合夏日饮用，有清利头目、除烦止渴、消食化痰的好处。

但苦味有清泻之力，体质虚弱、老幼、脾胃虚弱的人不宜多食。脾胃虚寒、脘腹冷痛、便溏者也应慎食苦味食物。

常见的苦味食物有苦杏仁、苦瓜、橘皮、百合、小麦、绿豆、赤豆、莲子心、白果、淡豆豉等。

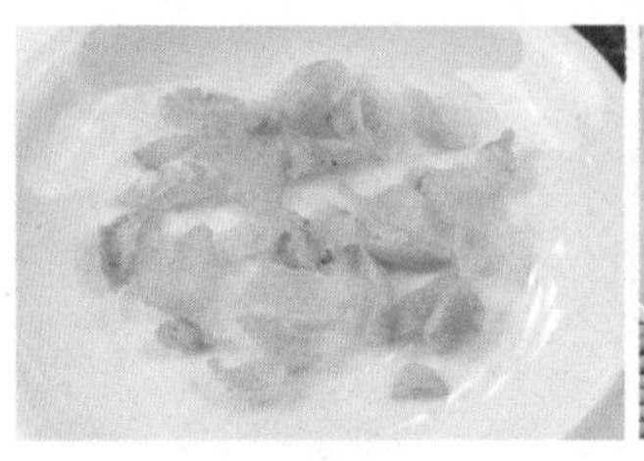
● 百合

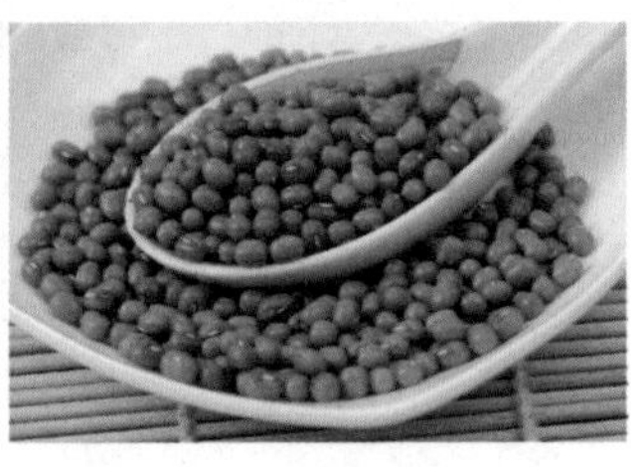
● 绿豆

06 甘味食物有哪些养生保健功效?

甘味食物即带有甘甜之味的食物，有补益气血、补充热量、解决疲劳、调胃解毒等功效。凡气虚、血虚、阴虚、阳虚，以及五脏虚羸者，可常吃味甘之物。甘味补虚食物，可以改善如贫血、体弱等与脾胃虚弱相关的一些症状。如蜂蜜可和脾养胃、清热解毒，大枣可补脾益阴等。甘味又有和缓、舒缓的功效，可以缓和拘急疼痛，消除肌肉紧张痉挛。

但要注意的是，过多吃甘甜食物则易发胖，是很多心血管疾病如动脉硬化症的诱因。因此，患有这类疾病以及糖尿病者，就不太适合多吃甘味食物了。

常见的甘味食物有红糖、白糖、桂圆肉、蜂蜜、米面食物、菠菜、西红柿、苹果、梨、藕、牛奶等。

07 辛（辣）味食物有哪些养生保健功效?

辛（辣）味食物有行气活血、祛风散寒、舒筋活血、解毒止痛、刺激胃肠蠕动、增强消化功能和促进血液循环等功效。

辛味食物归肺经，即辛味发散性食物可补益于肺部相关症状。如外感风寒感冒者，可以多吃一些辛味的生姜、葱白、紫苏叶等食物来宣散外寒；对寒凝气滞的胃痛、腹胀、女子痛经者，宜吃些茴香、砂仁、荜茇、桂皮等辛香食物，以行气散寒止痛。风寒湿痹患者，则可饮用辛辣的酒或药酒，借以辛散风寒、温通血脉、祛湿通络。

但过食辛（辣）味食物也会伤肝损目，致肺气过盛。过食辛（辣）味食物还会刺激胃黏膜引起腹痛、溃疡。

常见的辛（辣）食物有姜、葱、辣椒、胡椒、大蒜、茴香、白萝卜、韭菜、芥菜、酒等。

08 咸味食物有哪些养生保健功效？

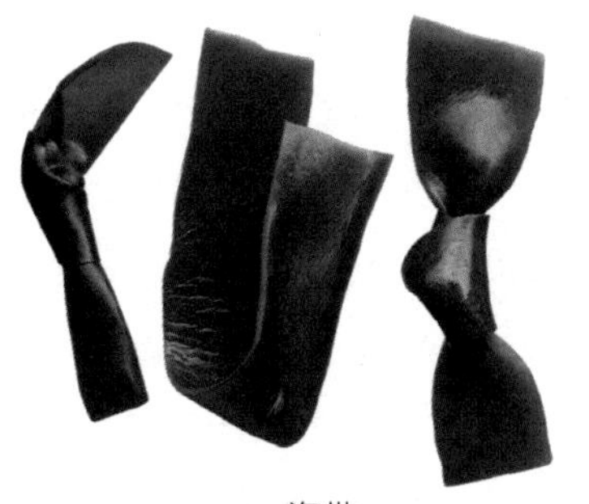
● 海带

咸味，主要是由食盐产生。咸味食物有软坚散结、泻下、补益阴血、调节血压平衡等作用。同时咸味食物归肾经，可用于补益或治疗一些与肝肾相关的症状。如海参有补肾益精、养血润燥等作用。海带味咸，有软坚化痰作用，适合瘿瘤者（即甲状腺肿大患者）服食。食盐味咸，每日清晨起床后，空腹喝一碗淡淡的温盐开水，这对血压不高的人也有着很好的清洗胃肠、润下通便、保持胃肠畅通的作用。

但是，过食咸味对人体也会有害。现代研究发现，过食咸味会引起高血压、心脑血管疾病、肾脏病和水肿症状。正常人每日摄入35～40克食盐就要引起急性中毒，出现水肿症状。世界卫生组织建议，成人每日食盐摄入应不超过6克。

常见的咸味食物有食盐、豆瓣酱，海带、紫菜、海蜇、海参等各种海产品，猪肾、猪血等内脏。

09 食物具有哪些属性？

食物“性”与中药“四性”说一致，有寒、热、温、凉四种属性。不同的食物具有不同的性质，其中寒和凉属于同一性质，只是在程度上有差异，凉之甚者为寒，凉有时候又称为“微寒”，而温之极者为热，热又称为大温。食物所具有的寒、热、温、凉四种不同的特性为“四气”，也称为“四性”。在这四气之外，有很多食物性质平和，既不过热也不过寒，介于寒与热之间，称为平性食物。但是，即使是平性食物，还是具有稍稍偏温或偏凉的特性，所以食物的属性，我们都习惯称寒、热、温、凉——“四气”。

10 温热食物有哪些养生保健功效？

温热食物具有温经、散寒、助阳、活血通络的作用，可以增强人体的新陈代谢，加快脏腑器官的活动和血液循环，使人吃后身体发热，机能兴奋、增强活力，可以用来补养虚寒体质和治疗寒证。相反地，热性体质者吃了温热食物之后，则会因过度兴奋亢进反而造成发热、充血、便秘等病症。一般民间所说的“燥”或“热”的食物即是指温热食物。

常见温热食物有：姜、葱、蒜、辣椒、羊肉、酒、糯米、白豆、油菜、胡椒、南瓜、梅子、黄鳝、鸡、海鳗等。温热食物中有些性味辛热，具有温阳散寒作用，在寒冷和潮湿地区人们用以御寒和除湿。如姜、葱、蒜、辣椒、胡椒、芥末、芫荽、花椒等。这类食物一般不作为营养性食物，多用作调味品或用来克服某些食物的寒性。

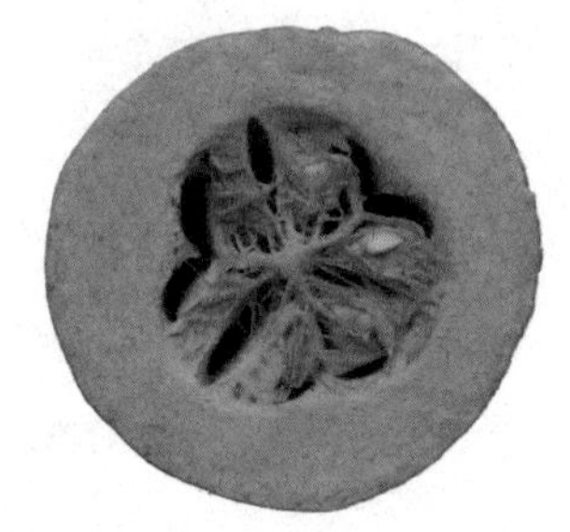

• 南瓜

11 寒凉食物有哪些养生保健功效？

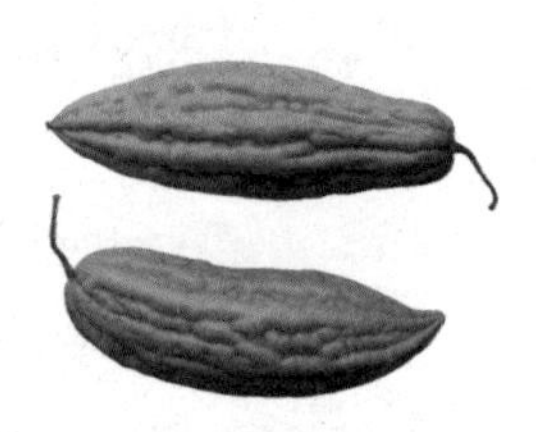

• 苦瓜

寒凉食物具有清热、泻火、凉血、解毒、滋阴生津、通利二便的作用，可以抑制人体的新陈代谢，减慢器官的活动和血液循环，对生理功能具有镇静及清凉消炎的作用。可以用来调整热性体质和热证，适合热性体质者吃，以改善失眠、肿胀及炎症等。相反地，寒性体质者吃了寒凉食物之后，则会使寒证及贫血现象更为严重。一般民间所说的“冷”、“凉”或“退火”的食物即是寒凉食物。

常见寒凉食物有：西瓜、苦瓜、萝卜、梨、紫菜、蚌蛤、茶、绿豆、茶油、蜜、莴苣、芹菜、黄瓜、鸭肉、兔肉、蟹、墨鱼等。

12 平性食物有哪些养生保健功效？

平性食物是指那些不温不凉、不寒不热的食物，通常有平补之效，具有健脾和胃、理气安神、补益身体的作用，能够维持机体正常运转。日常常用食物以平性食物居多。

常见的平性食物有：人乳、籼米、大豆、芝麻、豆油、青菜、橘子、猪肉、鸽子、鲤鱼、鲫鱼等。

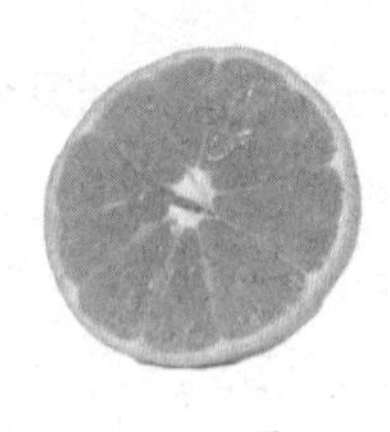

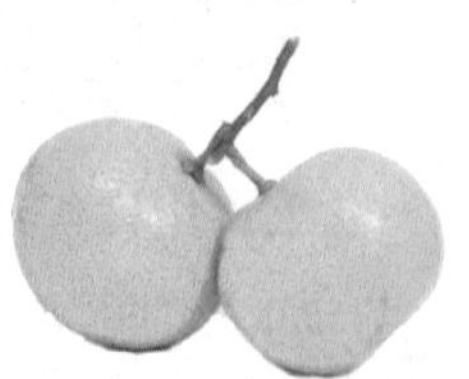

• 橘子

13 为什么饮食要品种多样化？

饮食要品种多样化，我们的祖先很早就指出食品多样、荤素搭配的平衡饮食观。在《黄帝内经》就有记载所述“五谷为养，五果为助，五畜为益，五菜为充，气味合而服之，以补精益气，此五者，有酸苦甘辛咸，各有所利”。

“五谷为养”指的是米麦等粮食能够养五脏之气。

“五果为助”是指水果、干果能够佐助五谷，使营养平衡。民谚称“尝遍百果能成仙”、“一日吃数枣，终生不显老”。这些都说明了吃各种水果有利健康。

“五畜为益”是指吃动物性食物能够增进健康，弥补素食中蛋白质和脂肪的不足。

“五菜为充”是指各种蔬菜能补充各种人体所需的维生素，而含有的纤维成分，能促进胃肠蠕动，加速排泄。

人体所需的六大营养素：蛋白质、脂肪、糖类（碳水化合物）、维生素、矿物质和水，任何一种元素都有它的营养价值，缺一不可。并且当缺乏其中的一种营养物质，会影响其他营养物质的吸收，如脂肪在提供人体必需脂肪酸时，也是脂肪性维生素的载体，没有脂肪，维生素A、维生素D、维生素E只能穿肠而过，不能被人体吸收利用。所以健康需要多样化的饮食。

14 饮食要怎样搭配才有利于养生？

(1) 饮食要五味调和。五味指辛、甘、苦、酸、咸。五味偏嗜会给健康带来不良后果。“酸入肝，苦入心，甘入脾，辛入肺，咸入肾。久而增气，物化之常也。”即饮食五味进入胃中后，其气各归于与其对应有亲和关系的脏腑，长期偏食某一味，久而久之则伤某脏气。提倡五味均衡，反对偏食多食，辛味能损耗气，气病不可多食辛味；咸味走血，血病不可多食咸味；苦味走骨，骨病不可多食苦味；甘味走肉，肉病不可多食甘味；酸味走筋，筋病不可多食酸味。不可多食禁忌的食物。若偏嗜某味，便会导致五脏功能失调。

(2) 要注意荤素搭配。合理的饮食搭配，宜荤素结合。“五谷为养，五果为助，五畜为益，五菜为充，气味合而服之，以补精益气”。即五谷用以补养五脏之气，五果帮助五谷以营养人体，五畜用以补益五脏，五菜用以充养脏脏，把五种气味调和之后食用，可以补益精气。

(3) 要注意食物搭配。食物搭配也和中药一样有配伍上的“七情”。

① 有的性味、功效基本相同或某一方面性味、功效相近的食物互相配合，能够增强原有食物的功效称“相须相使”。如冬虫夏草与老鸭相配加强补肾养阴的效果；党参、当归炖鸡肉加强了补气血的功效。

② 有的两种食物同用时，一种食物的毒性或副作用能被另一种食物降低或消除称“相畏相杀”。食用海鲜如鱼类、螃蟹常配以生姜，因生姜能减轻螃蟹的寒性，并能解蟹毒。

③ 有的两种食物同用后，使原有的功能降低甚至丧失称“相恶”。如人参恶萝卜，是因为萝卜耗气，能降低人参补气作用，萝卜也抵消补气类食物如鸡、牛、羊肉的补性。

④ 有的两种食物同用时，能产生毒性反应或明显的副作用称“相反”。如柿子不能与蟹同时食用；鳖肉与鸭蛋皆属凉性，不宜同食；海味食物与含鞣酸食物如柿子、葡萄、石榴、山楂、青果等容易生成一种新的不易消化的鞣酸钙，它能刺激肠胃并引起不适感。鳝鱼与狗肉合吃太过温热助火，不利于常人。

15 为什么饮食不可过饥过饱?

“饮食有节”即饮食不可过饥或过饱，要有节制。不可暴饮暴食，吃饭最好是八分饱。饮食过量，首先伤害脾胃系统。孙思邈也指出，饮食有节律，那么身体健康而长寿，饮食不节制，则形体受累而寿命损减。告诫人们：不要等到非常饥饿才去吃饭，不要等到非常渴了才去喝水。吃不要过饱，饮水不可一次性过多。常常饱食，则会致体内产生肿块、积聚的病证；饮水过多，会成痰湿病证。

现代研究也表明，食物的吸收主要是在胃肠，若饮食不规律，过饥使人体营养不足，过饱则会加重人体胃肠的负担，使食物滞留于胃肠，不能及时消化，进而直接影响营养物质的吸收和输布，导致胃肠功能紊乱，破坏了其正常的消化吸收功能，从而产生不同的疾病。因而，饮食要有规律，不过饥更不过饱，才有利于健康。

16 细嚼慢咽能益寿延年吗？

历代养生家都提倡进食要细嚼慢咽。细嚼能品出健康长寿的滋味。因为细嚼能促进胃液分泌，将食物磨得更细，便于消化吸收并减轻胃肠负担；细嚼能增加唾液分泌，形成保护胃部的薄膜，预防胃溃疡；细嚼能延长用餐时间，用少量食物让人有饱腹感，能防止发胖；细嚼有利于降低餐后血糖、血压、胆固醇；细嚼能锻炼面部肌肉，减少皱纹；细嚼能缓解紧张情绪；细嚼还有助于增强视力、预防牙病、防治口臭、提高大脑的思维能力和记忆能力。所以，学会细嚼慢咽吧！嚼出美味，嚼出健康！

17 为什么一日三餐要有规律？

由于生活节奏的加快，三餐的安排变得毫无规律，这在上班族显得尤为突出。早餐不吃或随便吃一点，午餐盒饭凑合，晚餐再大吃。这样的一日三餐对人体是非常有害的。早餐不吃，会导致注意力不集中，工作效率降低，消化功能紊乱，易引起肠胃疾病。若午餐随便吃达不到营养需求，容易饥饿头晕、嗜睡、工作效率低。晚餐大吃大喝，吃得太饱，难以消化，会影响睡眠质量，同时过剩的营养会导致肥胖，脂肪在血管壁上沉积引起心血管疾病。这些都说明一日三餐有规律对健康的重要性。

科学的安排三餐，要遵循“早餐宜好，午饭宜饱，晚饭宜少”的原则。早餐宜吃一些富含淀粉和优质蛋白质的食物，如粥、牛奶、蛋、豆浆等。午餐需提供人体全天总能量的35%，所以食物要尽可能的多样，需足够的主食，适量的肉类、油脂和蔬菜。晚餐宜吃一些清淡易于消化的食物。一日三餐除在食物上有所选择外，还需要注意两餐的间隔时间，一般以4～5小时为宜，5～6小时基本上也符合要求，但不可过长或过短。

18 快乐进食对健康有什么意义？

“怒后勿食，食后勿怒”。良好的精神状态，愉快的心情可以使我们吃什么都津津有味。专家指出在我们下丘脑有一群神经细胞，专管食欲，这些细胞在大脑的控制下，受胃部信息的反馈而工作，同样受情绪的影响。相反，当情绪低落、忧伤、愤怒或周围环境嘈杂时，会使人茶不思、饭不想，即使勉强进食了，也不容易消化。因此我们在进食时要保持愉快的情绪，创造融洽的气氛使进食更加开心。注意进餐时不要谈一些不开心的事，不要与人争吵，多想令人愉快的事。

19 “饭后百步走”是不是适合每个人？

“饭后百步走，活到九十九”。另一种说法是“要活九十九，饭后不要走”。这两种观点都是正确的，只是适合不同的人群。

(1) 哪些人饭后可以百步走？

适合平时活动较少、长时间伏案工作、形体较胖、胃酸过多的人。这类人饭后散步20分钟，有助于减少脂肪堆积和胃酸分泌，利于身体健康。

(2) 哪些人饭后不要走？

适合体质较差、老人、体弱多病的人。这些人不但饭后不能散步，就连一般的走动也应减少，因为胃内容物增加，应平卧10分钟。此时如果活动会增加胃的震动，加重其负担，严重时会导致胃下垂。对老年人来说，饭后最好静坐休息，不要立即外出“百步走”，这样，才有利于身体健康。此外，有心脑血管疾病的患者也不宜饭后活动，并且也不宜卧床。因为饭后胃肠活动增加，会使血液循环失调，起身时容易因一时脑部供血不足而发生卒中（中风）等意外。

20 为什么说“药补不如食补”？

中国有句俗话说：“人吃五谷杂粮，哪能不生病。”在生活中，我们碰到一些小病，有的人马上就想到吃药，更有甚者为了补益身体把中药当成家常便饭，虽然中药的补益作用很显著，但“是药三分毒”，长期服用必然会使身体出现相应的不良反应。

而食补就不同了，它的材料来源于我们的日常食物，易于接受，食物种类丰富多样。人们可以根据食物不同的性味功效，针对自己的体质、病理特点，辨证取食来调体。食物具有丰富的营养，是保证人体健康、精力充沛的最主要来源，而中药的营养成分远没有食物充分全面。“药补不如食补”，通过食物进补，不但可以达到防病养生的目的，还可以供应身体最基本的营养需要，能更加安全而有效地起到补益人体的作用。

21 春夏秋冬要怎么吃?

《黄帝内经》有“圣人春夏养阳，秋冬养阴”。在饮食方面讲究在不同季节、气候、时间，服食不同性味的食物，以适应环境和人体阴阳气血的四时变化。

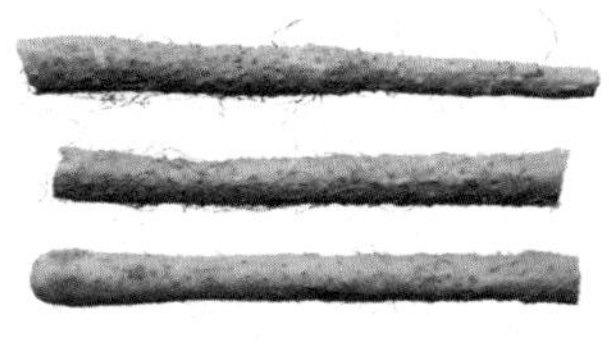
• 山药

(1) 春季，万物生长，万物更新的季节。饮食宜多食能温补阳气之食物，但不可过于油腻，要注重清淡，多食甜，少吃酸，多吃新鲜蔬菜，多吃食用菌，以保证充足的维生素和无机盐供给。宜吃山药、春笋、韭菜、豌豆苗等食物。忌吃羊肉、狗肉、炒花生、炒瓜子、海鱼、虾及辛辣物等。

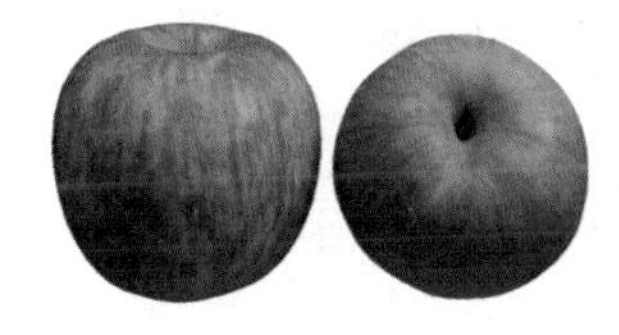
• 苹果

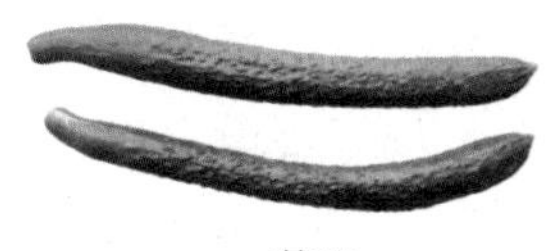
• 黄瓜

(2) 夏季，万物茂盛，炎热多雨，宜多食能清热祛暑养津的食物，多食苦味、酸味、甘味食物，补充盐分和维生素。宜食绿豆、苦瓜、黄瓜、醋。忌吃（或喝）羊肉、狗肉、花椒、肉桂、白酒等。少食辛甘燥烈食品以免伤阴，在夏季，虽然清凉甜爽的东西好吃，又能解暑，但切忌吃太多，应该适量，不要把饮料当成水喝，不可多吃冷冻食物。

(3) 秋季，气候干燥，万物收敛，多吃能滋阴润燥的食物，如芝麻、蜂蜜、藕等；多吃增酸的水果，如苹果、葡萄、山楂等；经常食粥。秋季气候干燥宜少食辛辣之品，忌食油腻煎炸类食品，忌生食水生植物，忌肥甘之物。

(4) 冬季，天寒地冻，万物藏伏，气候干燥，宜多吃滋润、高热量、温性御寒食品，如羊肉、狗肉。少食咸，多食苦，注意补充维生素，防止皮肤干燥。食补忌耗阴伤阳，忌盲目乱补，忌急进滥补。

22 人的体质和饮食有关吗?

体质是指人群及人群中的个体在遗传的基础上，在环境的影响下，在生长、发育和衰老的过程中形成的形态结构、功能活动和物质代谢、心理活动方面固有的、相对稳定的特征。体质形成是极其复杂的，它是机体内外环境多种因素作用的结果。

体质不是永远不变的，虽然它主要禀赋于先天，但也受后天多种因素的影响，其中很重要的因素就是饮食，一个阳虚体质者，长时间吃辛辣厚味的食物，耗伤体内阴液，他就有可能转变为阴虚体质。因此，具有阴阳气血偏颇虚损体质的人可以通过饮食来调整。

如阳虚体质者，平时应多食些温热性质的食物，而阳盛体质者则不宜吃温热性质的食物，宜多食寒凉性质的食物。所以，饮食会影响体质的形成，我们也可以合理用饮食来进行体质养生。

23 气虚体质的人应该怎么吃？

气虚体质者常表现为形体消瘦或偏胖，肌肉松软，体倦乏力，面色苍白，语声低怯，常自汗出，且活动则汗出更厉害，心悸食少，冬怕冷夏怕热，容易感冒，舌淡苔白，脉虚弱。

养生原则宜补脾益气，升举清阳，增强体能。平时要注意饮食疗法，慎风寒。常食性平、偏温之品。可常吃粳米、糯米、小米、黄米、大麦、龙眼肉、莲子、藕、大枣、山药、籼米、小麦、马铃薯、大枣、胡萝卜、香菇、豆腐、鸡肉、鹅肉、兔肉、鹌鹑、牛肉、青鱼、鲢鱼。若气虚严重的人，可选用“人参莲肉汤”补养。

［食疗方］

(1) **百宝饭。**薏苡仁先煮至半熟，生麦芽、生谷芽、核桃仁、陈皮、莲子、龙眼肉、枸杞子、山药、黑芝麻、百合、冬瓜子、大枣、柏子仁、赤小豆、山楂各5～10克。红糖、糯米各适量。共煮至熟。此方平衡阴阳，调补气血。

(2) **春盘面。**配料：面粉600克，羊肉200克，羊肚100克，鸡蛋1个，蘑菇40克，韭黄50克，白菜苔100克，生姜、食盐、胡椒粉、料酒、醋各适量。做法：将羊肉、羊肚均切小块；韭黄切末。将面粉发透，放入韭黄末、食盐、鸡蛋，揉成面团，用擀面杖擀薄，切成面条。将羊肉块、羊肚块放入锅内，加入生姜、蘑菇、白菜苔，置武火上烧开，然后将面条下入烧开，放入食盐、料酒、醋、胡椒粉即成。当主食吃，吃面条，喝汤，补中气。适用于脾胃气虚、营养不良所致的气短、懒言、肢体倦怠、身体消瘦等。本配方出自《饮膳正要》。

(3) **枸杞莲子汤。**莲子150克，枸杞子25克，共煮至熟。白糖适量调食。长期食用补脾益气。

(4) **猪心黄芪汤。**猪心一个，黄芪12克，人参7克，五味子4克，将后三味药纳入猪心内，加水炖熟，吃肉饮汤。

(5) **人参粥。**粳米100克，淘净后投入清水锅内，加人参末5克，如常法煮粥，调入冰糖少许，粥稠后，每日早晚温服。

注意：气虚的人不宜吃太过苦寒、辛辣、行气、破气、耗气类食物。如山楂、大蒜、薄荷、生萝卜、葱白、菊花、茶叶等生冷、性寒以及一些过于油腻的食物。

24 血虚体质的人应该怎么吃？

血虚体质者常合并气虚，表现为面色苍白无华或萎黄、唇色淡白、头晕眼花、心悸失眠、手足发麻、舌质淡、脉细无力。

养生原则是健脾益气，养血补血。可常食有补血养血作用的桑椹、荔枝、松子、黑木耳、菠菜、胡萝卜、猪肉、羊肉、牛肝、羊肝、甲鱼、海参、平鱼等食物。

［食疗方］

(1) **芪归蒸鸡。**炙黄芪100克，当归20克，嫩母鸡一只（约1500克），绍酒30克，味精3克，胡椒粉3克，食盐3克，葱、姜各适量。将二药纳入嫩母鸡肚内，加水炖熟，加入其他各种调味品，吃肉饮汤。

(2) **莲藕红豆汤。**莲藕500克，红豆250克，牛肉250克，陈皮50克，食盐少许。共熬烂。吃肉饮汤。

(3) **菠菜猪血汤。**鲜菠菜、猪血各250克，姜片、料酒、植物油、盐、胡椒粉、肉汤各适量。制作方法：猪血加适量水用小火煮熟后捞起，切成片块或条块，放回锅内，再将鲜菠菜加入煮成汤，加调料即可食用。本汤润肠通便，补血。

(4) **芝麻炖兔肉。**兔肉500克，黑芝麻30克，调料适量。兔肉切块，与黑芝麻共炖至熟烂，加调料即可食。

(5) **黄豆炖排骨。**黄豆50克，猪排骨250克，调料适量。先将黄豆泡发，与猪排骨共炖至肉烂骨酥，调味即可食用。

禁忌：血虚者忌食活血类食物、油炸类食品。血虚者应避免食物有大蒜、海藻、荷叶、白酒、菊花、生萝卜等。

25 阴虚体质的人应该怎么吃？

阴虚体质者常表现为形体消瘦、面色潮红、口燥咽干、面部烘热、心中时烦、手足心热、少眠、便干、尿黄、怕热、不耐春夏、多喜冷饮、脉细数、舌体瘦小、舌红少苔。性情急躁易怒，情绪易波动，或敏感压抑。

养生原则宜补阴清热，滋养肝肾。阴虚体质者关键在补阴。五脏之中，肝藏血，肾藏精，同居下焦，所以，以养阴、滋养肝肾二脏为要。饮食调养应养阴潜阳，宜清淡，远肥腻厚味、燥烈伤阴之品。可多吃些芝麻、糯米、蜂蜜、乳品、甘蔗、鱼类等清淡食物，对于葱、姜、蒜、韭、薤、椒等辛味之品则应少吃。

［食疗方］

(1) **龙眼莲子汤。**龙眼肉、莲子、白糖各适量，共熬成汤。常服健脾补血养阴。

(2) **龙眼粥。**龙眼肉15克，大枣10枚，粳米50克。共熬成稠粥。常服能补益气血。

(3) **猪肝汤。**高汤、猪肝、姜丝、葱段、酒、盐、植物油各适量。炒锅入油加热，姜丝、葱段爆香，加高汤，烧滚，入切好猪肝，汤开入各调味品即食。猪肝能补血养阴明目。

(4) **人参枣汤。**大枣5枚，人参片10克，冰糖1小块。共熬成汤，服食。

(5) **天冬粥。**天冬15克，粳米60克，冰糖适量。共熬成稠粥，服食。

(6) **银耳大枣羹：**银耳、大枣、冰糖各适量。共熬成汤，服食。

26 阳虚体质的人应该怎么吃？

阳虚体质者常表现为形体白胖或面色淡白无华、平素怕寒喜暖、肢体不温、背部及膝关节以下怕冷，冬天易长冻疮，耐夏不耐冬。小便清长、夜尿多，大便时稀，唇淡口和，常自汗出，脉沉细，舌淡胖嫩，苔白水滑。

养生原则关键在补阳，宜温阳祛寒，温补脾肾。五脏之中，肾为一身阳气之根，脾为气血生化之源，故当着重补之。饮食调养：多食有壮阳作用的食品，如羊肉、狗肉、鹿肉、鸡肉。还可根据“春夏养阳”的法则，夏日三伏，每伏食羊肉附子汤一次。配合天地阳旺之时，以壮人体之阳。

［食疗方］

(1) **荔枝粥。**干荔枝肉50克，山药10克，莲子10克，大米100克。前三味加水煮，至熟烂时加入大米，米熟即可食用。

(2) **羊肉羹。**煮熟的瘦羊肉80克，切碎。坐勺上火，放入羊肉汤或其他高汤、精盐、料酒、姜汁烧开，去净浮沫；放入碎羊肉、味精，用水淀粉勾成流芡汁，即可倒入汤盘内。

(3) **韭菜炒虾仁。**韭菜150克，鲜虾250克。坐勺上火，下植物油爆炒二味，熟后加味精、食盐各适量。

(4) **虾马童子鸡。**虾仁20克，海马10克，子公鸡1只，洗净切块。三件加料酒、生姜、清汤各适量共炖。熟透加适量味精、食盐、葱段即可食用。

(5) **鹿茸蒸蛋。**鸡蛋1枚，鹿茸末0.3克。鸡蛋和鹿茸共打成蛋花，加二倍量温水，搅拌后隔水炖成蛋羹即可食用。

阳虚者平时要少食或不食生冷黏腻、性寒类食物，忌食生冷瓜果及冰镇冷饮，忌食鸭肉、鸭血、鸭蛋、兔肉、甲鱼、阿胶、金银花、菊花、西瓜、生藕、苦瓜等性寒滋阴之品。

27 痰湿体质的人应该怎么吃?

痰湿体质者常表现为形体肥胖，嗜食肥甘，神倦，懒动，嗜睡，爱打鼾，身重如裹，口中黏腻，便溏或后重黏滞，脉濡而滑，舌体胖大，苔白滑腻。

养生原则：健脾祛湿化痰。

饮食调理：多吃些蔬菜、水果，尤其是一些具有健脾利湿、化痰祛痰的食物更应多食之，如白萝卜、荸荠、紫菜、海蜇、洋葱、枇杷、白果、大枣、扁豆、薏苡仁、赤小豆、蚕豆、包菜等。

［食疗方］

(1) **四仁赤扁豆粥。**薏苡仁20克，赤小豆20克，冬瓜子15克，白扁豆15

克，苦杏仁5克，白蔻仁1克，粳米150克。前六味加水煮成浓汤汁，留汁去杂，后加入粳米共煮成粥，服食。本方常服能健脾利湿化痰。

(2) **加味鲤鱼汤。**鲤鱼汤，配以赤小豆50克、陈皮6克、红辣椒6克、草果6克。先将赤小豆、陈皮、红辣椒、草果共熬一小时，取浓汤500毫升，下切片鲤鱼，再煮十分钟即可食用。此汤利水除湿，安胎通乳。

(3) 一味冬瓜汤、白萝卜汤是很好的健脾祛湿化痰的食疗方。冬瓜或白萝卜500毫克，切块，以清水煮熟即成。

(4) **白菜干腐皮红枣汤。**白菜干100克，腐皮50克，红枣10枚，水适量，煮汤，加油、食盐、姜、葱等调味，佐膳而用。

(5) **川贝梨子猪肺汤。**每次用川贝母10克，梨2个，猪肺1付。先将梨削去外皮，切成数块；猪肺切成片状，用手挤去泡沫；与川贝母一起放入沙锅内，加水适量，煮汤。服用本汤能清热养肺化痰。

注意此体质者应该少食留湿之品，如面食类、素鸡、大枣、蜂蜜、巧克力、竹笋、豆瓣酱、嫩蚕豆等。少食肥甘厚味，酒类也不宜多饮，且勿过饱。

28 湿热体质的人应该怎么吃?

湿热体质者常表现为皮肤黄，有“浊”而不清爽之感；常胸脘痞闷，口苦口臭，喜食肥甘厚腻之品，大便燥结或黏滞不爽，臭秽难闻，小便黄，带下黄有 臭，舌红苔黄腻，脉滑数。性情多急躁易怒，烦闷懈怠。

养生原则：健脾祛湿，通腑泄热，疏肝利胆。

饮食调理：宜食清淡祛湿食物，如各种瓜类、绿豆、赤小豆、芹菜、莴笋、荠菜、鲜藕、薏苡仁、绿豆芽、豆腐、萝卜、田螺、鲫鱼、鲤鱼、海带、蚬肉、泥鳅等。

［食疗方］

(1) **薏苡仁绿豆粥。**薏苡仁30克，绿豆40克、粳米150克。熬成粥。本方常服能清热利湿消暑。可作主食。

(2) **荠菜汤。**荠菜清热泻火润肠，取荠菜叶250克，配以豆腐250克，或加猪瘦肉150～200克，味道更加鲜美。或加少许陈皮、生姜几片，随意调味。

(3) **白萝卜汤、冬瓜汤**都是很好的清热祛湿食疗方。冬瓜或白萝卜500毫克，切块，以清水煮熟即可。

注意：少吃性热生湿、肥甘厚腻之品，如奶油、动物内脏、辛辣之品及菠萝、橘子、芒果、柿子、山楂、石榴、猪肉、羊肉、牛肉、狗肉、鸡肉、鹿肉等温补厚腻食物，而过寒生湿之品如燕窝、银耳、甲鱼、海参等也不宜多吃。

29 阳热体质的人应该怎么吃？

阳热体质者常表现为形体壮实，面赤时烦，声高气粗，喜凉怕热，口渴喜冷饮，小便热赤，大便干结臭秽。易生口气、体气，易生疮疡，舌质红，舌体老，苔薄白。性情急躁或活跃，外向。

养生原则：清热泻火，生津养阴。

饮食调理：忌辛辣燥烈食物，如辣椒、姜、葱等。羊肉、牛肉、狗肉、鸡肉、鹿肉等温阳食物，以及油煎、烧烤、厚味甜腻食品宜少食用。可多吃瓜果、蔬菜，如梨、香蕉、西瓜、柿子、苦瓜、番茄、莲藕之类可常食之。酒性辛热上行，阳盛之人切戒酗酒。

［食疗方］

(1) **沙参玉竹老鸽汤。**老鸽2只（500克），沙参20克，玉竹20克，麦冬15克，姜片5克，骨头汤2000毫升，精盐少许。先将沙参、玉竹、麦冬三味共熬煮，取汤300毫升，入骨头汤2000毫升与老鸽共炖熟，调味食用。老鸽滋阴，沙参、玉竹清热养阴。

(2) **玉参焖鸭。**玉竹50克，沙参50克，鸭1只，葱、生姜、味精、精盐各适量。二味中药共熬煮，取汤500毫升炖鸭，鸭肉熟调味食用。鸭肉性凉，能滋阴补血，清热解毒；合二药共达清热养阴之效。

(3) **银耳雪梨炖瘦肉。**猪瘦肉100克，雪梨50克，银耳3克，蜜枣1个。所有材料一起放入炖盅内，加开水适量，炖盅加盖，文火隔开水炖1小时，即食。

(4) **银菊饮。**金银花20克，菊花20克，桑叶15克，山楂20克，四味同煎，取汁去渣代茶饮。

30 血瘀体质的人应该怎么吃？

血瘀体质者常表现为面色晦滞，口唇色暗，眼眶暗黑，肌肤甲错，易出血，舌紫暗或有瘀点，舌下静脉曲张，脉细涩或结代。性情压抑、呆板，甚至抑郁。

养生原则：活血祛瘀，疏肝理气。

饮食调理：可常食桃仁、油菜、山慈姑、黑大豆、黑木耳、薤白、韭菜、葱、蒜、生姜等具有辛温通络、活血祛瘀作用的食物，醋可多吃。山楂粥、花生粥亦颇相宜。

[食疗方]

(1) **红花饮。**先将红花、苏木各10克煎汁，然后加入当归10克、白酒少许再煎。煎好后过滤取汁，去渣，兑入红糖2汤匙，每日分3次餐前温服。

(2) **三七蒸鸡。**母鸡胸脯肉250克切片，三七粉15克，冰糖15克捣碎，将三七粉、冰糖与鸡肉片拌匀，隔水密闭蒸熟后即可食用。

(3) **益母草煮鸡蛋。**益母草30克，鸡蛋2枚，红糖20克。将益母草与鸡蛋放入适量水中同煮，待鸡蛋刚熟时剥去蛋壳，加入红糖，复煮片刻，吃蛋喝汤。

(4) **桃仁粥**（孕妇忌服）。桃仁10克，粳米50克。将桃仁捣烂如泥，加水研汁去渣，以汁煮粳米为稀粥，空腹温服，一日2次。

(5) **毛冬青猪脚汤。**毛冬青100克，猪脚1只，水1000毫升，煎4小时以上，煎至水剩200毫升时，一天内分3次服完，食肉饮汤。

31 气郁体质的人应该怎么吃？

气郁体质者常表现为：形体偏瘦，性格内向不稳定，忧郁脆弱，敏感多疑。平素面貌忧郁，多烦闷不乐。胸胁胀满或走窜疼痛，多伴善太息，或嗳气呃逆，或咽间有异物感，或乳房胀痛，睡眠较差，食欲减退，惊悸怔忡，健忘，痰多，大便偏干，小便正常，舌淡红，苔薄白，脉弦细。对精神刺激适应能力较差，不喜欢阴雨天气。

养生原则：疏肝理气，开其郁结。

饮食调理：进餐时可听一些欢快积极向上的音乐。可少量饮酒，以活血，提高情绪。多吃能理气开郁的食物，以蔬菜和营养丰富的鱼、瘦肉、乳类、豆制品为宜，如佛手、柑、橘子、橙子、荞麦、韭菜、茴香、大蒜、火腿、高粱皮、刀豆等。忌食辛辣、咖啡、浓茶等刺激品，少食肥甘厚腻的食物。

［食疗方］

(1) **百合莲子汤。**干百合100克，干莲子75克，冰糖75克。干百合、干莲子泡发后加水、冰糖共炖，以汤呈浓稠状即可食用。百合润肺止咳清热，清心除烦安神，与莲子配合更达补中益气之效。

(2) **肉豆蔻粥。**肉豆蔻末3克，生姜少许（切丝），粳米50克。将粳米煮粥，煮沸15分钟左右，加入肉豆蔻末及生姜丝，同煮至粥成，每日2次，空腹温服。

(3) **茴香粥。**小茴香15克，粳米50克。先将小茴香煎煮取汁，去渣，入粳米煮粥，或用茴香细末3克调入粥中，空腹食用，每日2次。

(4) **橘皮粥。**橘皮10克，粳米50克。将橘皮煎取药汁200毫升，去渣，加入粳米煮粥，或单以粳米煮粥，待粥快成时加入橘皮末3克，再文火煮至粥成，每日2次，空腹食用。

(5) **薤白粥。**薤白15克，粳米60克。薤白切碎，与粳米煮粥，空腹食用，每日2次。

32 女子月经期应该怎么吃？

月经是指妇女有规律的周期性的子宫出血。中医认为月经的产生，是女子发育成熟后，脏腑、天癸、气血、经络协调作用于胞宫（即子宫）的生理现象。中医认为“女子以血为本”，在月经前后，气血变化较剧，子宫血流量增加，气机容易郁滞，气血较虚，易于感受外邪。若在此时起居、饮食不注意，由易感受寒、热、湿邪，导致月经病的发生。

因此月经期，女子应多吃清淡、易消化、富有营养的食品，注意荤素搭配，如海带、大枣、苹果、鱼、瘦肉、动物血等。忌食生冷、酸辣、辛热香燥之品，如梨、冷冻食品、山楂、酸菜、食醋、辣椒、芥末、胡椒等。

33 妊娠期的饮食注意事项？

影响优生的因素很多，如遗传、环境等，其中的营养因素容易受到控制，它可以通过调理孕妇的饮食而得以控制。妇女在妊娠期若饮食不注意很容易造成流产、早产、胎儿营养不良、贫血等。

因此，妊娠期应多吃甘平、甘凉、富有营养的食品，孕妇要补充足够的营养才能为胎儿发育提供良好的条件。需要补充充足的蛋白质、钙、铁、维生素、锌等，如猪肉、鸡肉、鱼、蛋、牛奶、豆腐、豆制品、枣、蔬菜、花生、小米等。忌辛辣、腥膻之品耗伤阴血而影响胎元；忌食一些有堕胎作用的食品；忌食活血 化瘀之品；忌食滑腻通利之品，如螃蟹、甲鱼、杏仁、薏苡仁、山楂、黑木耳等。

34 产后的饮食怎么注意?

由于分娩时的产创与出血和产程中用力耗气，使产妇气血骤虚，因此，新产后可出现畏寒怕冷、微热多汗等“虚”象，以及分娩后子宫收缩而有腹痛及排出恶露等“瘀”候，故产后生理特点是“多虚多瘀”。

产后，应食温补气血、滋阴养血之品，如鸡蛋、鸡肉、排骨、小米粥、红糖、红枣、红小豆、鱼、芝麻、花生等，多吃含维生素多的蔬菜。忌生冷、油腻。忌辛热伤津之物，如凉菜、冷饮、拌菜、大蒜、辣椒、胡椒、茴香、酒、韭菜等。

35 脾胃虚的人应该怎么吃?

脾胃虚者常表现为食少、倦怠、大便稀、腹胀、腹泻、腹痛、舌淡苔白等。由于平时饮食不节，过食生冷，寒湿积于中，使脾阳不振；或由于忧思郁结，损伤脾胃；或由于肝的病变影响到了脾胃，导致脾胃虚弱不能运化食物。

饮食调理：平时宜饥饱适宜，食宜暖细，饮食宜清淡，不要吃过多甜和咸味食品，适温而食。注意多食一些能健脾和胃的食物，如薏苡仁、山药、大枣、粳米等。

推荐食疗方如下。

(1) **红枣糯米粥。**山药40克，薏苡仁50克，荸荠粉10克，大枣5克，糯米250克，白糖适量。薏苡仁先泡发后，与其他各味和糯米共熬粥。粥熟调白糖食用。

(2) **人参莲肉汤。**人参3克，莲肉50克。莲肉炖烂后，加人参再炖10分钟即可。常食可以健脾益胃，促进脾胃消化吸收功能。

36 婴幼儿期怎么食补？

婴幼儿期是生长发育的重要阶段，身体的各项功能未完全发育，尤其是大脑的发育，因此，这一时期要注意调补以促进身体及大脑的发育。

饮食调理：饮食要均衡、品种多样、新鲜，补充充足的水分，但要少饮茶及各种饮料，要摄入大量优质蛋白质，补充足够的矿物质、微量元素，注意荤素搭配。

推荐食谱如下。

(1) **鱼片蒸蛋。**鲜草鱼200克，鸡蛋200克，小葱、精盐、味精、酱油、胡椒粉、植物油各适量。先将鸡蛋打散，加少许精盐、味精调味，并兑入适量温开水，搅拌均匀，加入鲜草鱼片，隔水炖10分钟。食用时加少量小葱、酱油、胡椒粉、植物油。可以补充优质蛋白质。

(2) **海带炖肉。**猪瘦肉400克，海带600克，酱油、料酒、精盐、白糖、葱段、姜片、植物油各适量。猪肉与前一天泡发切好的海带加精盐共炖，食用时加其他调味料。可以补充多种矿物质。

(3) **胡萝卜排骨汤。**排骨半斤以高压锅煮开后，等压力排除，加入胡萝卜，压3分钟，加入适量调味品即可食用。

注意：不宜多吃糖、喝冷饮，不宜多吃动物油，宜吃植物油，饮食不宜过咸，不宜盲目地吃保健品，不应挑食、贪食，不宜吃煎炸辛香的高热量食品。

37 青少年期怎么食补？

处于青少年期，身心及各项功能都处于高速发展中，并且两性特征也逐渐显现出来。因此这一时期的饮食尤为重要。通过饮食提供机体生长发育所需要的能量和物质，并使之平衡，若两者不平衡易导致肥胖症或发育不良。

青少年期要保证营养物质的全面提供，平衡膳食。要多吃谷类，并搭配适当的鱼、蛋、乳类、豆类和蔬菜，要科学烹饪以有利于营养的吸收，达到营养要求。一日三餐要适时适量、有规律，并与青少年的学习、生活作息相适应。要重视早餐的质量，要提供足够的钙和磷以满足骨骼的生长发育，要摄取含铁丰富的食物以利于造血，此外要注意各种维生素、水、膳食纤维的摄入，避免过食辛辣刺激性食物。吃饭时宜细嚼慢咽，不可狼吞虎咽，不宜节食减肥。

推荐食谱如下。

(1) **萝卜炖牛肉。**白萝卜、牛肉各400克，大葱、姜、料酒、盐、酱油、味精、八角、花生油各适量。牛肉切块，先在水里汆一下，取出与白萝卜、盐、八角、花生油、适量的水，隔水共炖至熟烂，加各调味料食用。益气健脾，补虚养胃。

(2) **目鱼排骨汤。**目鱼干1尾（约200克），排骨500克（猪、牛排均可），盐、酱油、味精、姜、料酒各适量，目鱼干泡发后与排骨慢火炖2小时，食用时加调味料。本品补益精血，强筋壮骨。

38 中壮年期吃什么适宜？

中壮年是一生中最辉煌的时期，也是压力最大的时期。工作忙、应酬多，常不注意饮食，要么大吃大喝，要么不吃，再加上这时期身体各组织器官的结构及功能也在逐渐的退化，生理功能逐渐失调。因此这一时期要特别注意饮食的调 养，这样可以预防一些疾病的发生，特别是心脑血管疾病。

饮食调理：饮食宜清淡，多吃含钙质丰富的食物，多吃含胡萝卜素、维生素C、维生素E的食物，多吃含纤维的食物，多喝水，多吃一些植物蛋白如大豆制品。

推荐食谱如下。

(1) **萝卜炖排骨。**猪排骨1000克，白萝卜500克，葱段、姜片、料酒、花椒、盐各适量。先将猪排骨切块在水里汆一下捞起，与白萝卜块加水适量，共炖，熟后加调味料即成。能消食健脾，通气活血。

(2) **胡萝卜粥。**胡萝卜100克，粳米50克，植物油10克。先把粳米熬至半熟，加入胡萝卜再熬10分钟即熟，加入适量植物油，一碗香喷喷的粥就做好了。此粥能补充各种维生素，特别是胡萝卜素。

忌吃高热量、高蛋白、高胆固醇的食物，控制糖及食盐的摄入，控制饮酒。以免引发心血管疾病，并使慢性疾病加重。

39 老年人如何进行食养?

老年人的器官功能日趋减退，气血不足，脏腑渐衰，特别以脾胃虚弱、肾气亏损为多，消化吸收功能减弱，体内的分解代谢大于合成代谢，机体抵抗力也明显下降。

饮食调理：热能不高，蛋白质质量好，品种足而量不过多，动物脂肪少，无机盐与维生素充足。饮食维生素要充足，重视维生素A、维生素D、维生素E、维生素C以及B族维生素的摄入。蛋白质要适量，但不宜多，以优质蛋白质为宜。要多食植物油，少吃或不吃动物脂肪。宜少吃多餐，并适当多饮开水。食物宜吃柔软、易消化的，含膳食纤维多的食物宜熟后吃。

忌吃腐败食物，忌吃肥腻、油炸、硬而不易消化之品。忌食过浓调味品和辣的食物。不饮酒或只喝少量淡酒，浓茶和咖啡的摄入宜适量。

老年人膳食有10句话很有指导意义：食物要多样，粗细要齐全，荤素要搭配，甜食要少吃，油脂要适量，食盐要限量，饮酒要节制，饥饱要适当，三餐要合理，膳食要定时。

40 饮酒能养生吗?

酒为水谷之精气，五味之精华，对身体有一定益处。生活中常用它来强身保健，延缓衰老。

不同种类的酒含有的酒精浓度不同而作用有异，如白酒因含酒精浓度较高，其温通之力较盛，啤酒则开胃醒脾作用较好。酒除了因含有酒精而对人体有一定益处外，很多酒都含有丰富的营养物质。如红葡萄酒，它含有维持生命活动所需要的维生素、糖及蛋白质，它的矿物质含量较高，所含的铁元素和维生素B_{12}能治贫血，红酒的pH值为2~2.5，与胃液的酸度相仿，可以促进消化，降低血脂，预防和治疗多种疾病。最近有些学者研究发现葡萄酒有一定的抗癌作用。

饮酒要适度，适量饮酒可以给我们带来很多好处，而过量饮酒不仅不会给我们带来好处，还会使身体受到伤害，甚至是一些致命的伤害。酒宜温饮，忌边饮酒边吸烟，忌空腹饮酒，勿酒后马上用药。选择适合自己的酒，合理地饮用是可以帮助养生的。

41 怎么饮水最健康？

水是人体所需的六大营养素之一，是维持生命的重要物质，在人体中约占体重的60%。水对人体比其他食物更重要，所谓“人可以七天不吃饭，但不可以三天不喝水”。

常用饮水养生法如下。

(1) 早晨起床饮水一杯。这个时候可以说是一天之中补充水分的最佳时机，它可以使肠胃马上苏醒过来，刺激蠕动，防止便秘。经过长时间的睡眠后，血液浓度增高，此时补充水分，可以降低血液浓度，促进循环，让人神清气爽，恢复清醒。

(2) 睡前宜喝一杯白开水。它可以爽口、利咽，并为一整夜的新陈代谢准备了充足的水分。

(3) 日常生活常备一瓶水。及时补充身体所缺乏的水分，少饮多次，让人体水分常处在良性状态。

(4) 养成良好的饮水习惯。饮水时宜小口慢咽；宜边喝边散步；不宜渴极了才饮；饮水宜喝开水，不宜喝生水、不洁之水。

(5) 运动喝水问题。运动后不宜一次性快速的大量饮水，可以在运动前喝300 ~ 500毫升的水，运动中每隔15分钟补充150 ~ 250毫升的水，运动后再补充所需的水。

(6) 饮具卫生。一人一饮具，并保证洁净卫生。经常使用的茶壶、温水瓶等饮水用具用久后易产生茶垢，经常饮含有茶垢的水会影响消化、神经、泌尿、造血系统的功能，所以发现茶垢应及时清洗。

42 为什么说“茶为万病之药”呢？

茶叶味甘苦、涩，性微寒，无毒。茶叶具有清热解毒、提神醒脑、消食助运等功效，具有很好的养生作用。

饮茶养生应该注意以下几方面。

(1) 四季饮茶。宜春饮花茶、夏饮绿茶、秋饮乌龙茶、冬饮红茶，有的人喜爱或习惯饮一种茶，也是可以的。

(2) 饮茶不宜过浓过量。过量则致“茶醉”伤身。

(3) 不宜用茶水送服药物，睡前不宜饮浓茶，不宜空腹饮茶，不宜饮隔夜茶。

(4) 注意自己是否为不宜饮茶者。有失眠、绝经期综合征、神经官能症、糖尿病、缺铁性贫血、溃疡、结石等的人不宜饮茶。女子在月经期、妊娠期、临产期、哺乳期也不宜饮茶。

43 服药期间的饮食应注意什么?

因疾病性质有寒热虚实之分，食物有寒凉温热之性，所以患者饮食有所宜忌。

寒证患者宜食温性、热性食物，忌用寒凉、生冷食物；热证患者宜食寒凉平性食物，忌食温燥伤阴食物；虚证患者，阳虚畏寒之体宜温补，忌用寒凉，不宜过食生冷瓜果、冷性及性偏寒凉的食物；阴虚内热者宜清补，忌用温热助火的食品，不宜吃辛辣刺激性食物。实证患者，饮食宜忌根据辨证情况，以驱邪为主，忌用滋腻补益食品，以免留邪。

患者服中药期间，有些食物对所服之药有不良影响，此类食物应忌食。张仲景在《伤寒论》中指出，服用某些中药时忌生冷、黏腻、肉、面、五辛、酒、酪、臭物等。服药期间的食物禁忌，前人称为服用禁忌，也就是通常所说的“忌口”。古代文献中有猪肉反乌梅、桔梗，狗肉恶葱，羊肉忌南瓜，鳖肉忌苋菜、鸡蛋，螃蟹忌柿、荆芥，蜂蜜忌葱，人参恶黑豆，山楂忌萝卜、茶叶。西药亦有不少食忌，如红霉素、青霉素、阿司匹林忌食柑橘、柠檬、果汁、泡菜、番茄、香醋、咖啡碱、可乐、茶叶等酸性食物，四环素忌食杏仁、干酪、奶油、牛奶、冰淇淋、豆制品等高钙食物，利尿药忌食味精、碱性食物、高钠食物，碱性药物忌食富含B族维生素、维生素C的食物等。因此，在服药期间应该了解和避免产生药食反应产生的毒副作用。

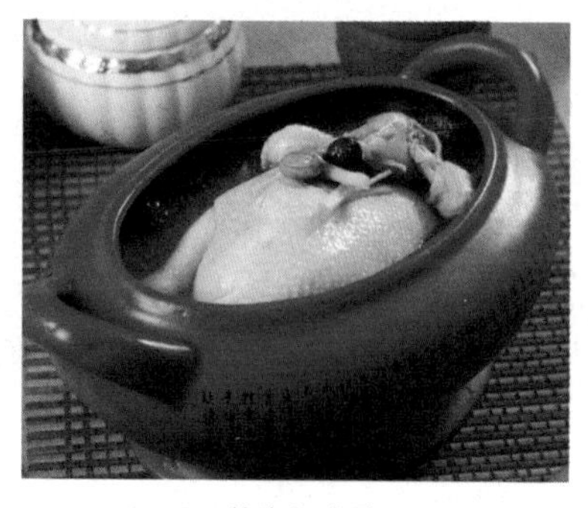

● 花生红枣鸡汤

第三章

运动养生

01 “生命在于运动”的原理是什么？

研究表明一个身体健壮的人如果在床上静躺二三十天，心脏跳动会极度缓慢，动脉压下降，心脏功能可降低70%，体内组织缺氧，心肌极度衰弱。这时让他下床站起来，由于心脏泵血不足，他会感到两腿发软，头晕目眩，疲弱无力，甚至发生晕厥。临床研究表明，体育运动能够延长人的寿命而且在很大程度上能够预防冠心病、高血压、脑卒中（中风）、非胰岛素依赖型糖尿病（2型糖尿病）、骨质疏松症以及结肠癌等一些主要非传染病和慢性病。有些研究认为缺乏运动，也会导致罹患前列腺癌、胸部肿瘤和抑郁症等疾病的危险性增加。

运动是健康的源泉，运动可以提高身体的新陈代谢，使各组织器官充满活力，推迟向衰老变化的进程。

02 什么情况下不适宜运动？

①醉酒后；②受强烈的精神刺激后；③感冒、罹患痢疾或其他身体不适；④使用药物后；⑤睡眠不足；⑥有过度疲劳感；⑦过度饥饿或过饱后；⑧大雾天气。

03 运动中出现什么情况要停止运动？

胸痛随运动的进行而加剧；胸内绞痛；呼吸严重困难；感到格外疲劳；恶心；眩晕；头痛；四肢肌肉剧痛；足关节、膝关节、腿关节等疼痛；两腿无力；行走困难；脉搏显著增多。

04 健身运动后有什么禁忌?

① 不宜立即停下休息。

② 不宜立即吹风、游泳或冲冷水浴。

③ 不宜马上用热水沐浴。

④ 不宜立即饮水、喝冷饮。

⑤ 不宜立即吃饭。

⑥ 不宜吸烟。

05 运动后如何进行饮食调养?

可在运动后半小时左右补充适当的碳水化合物，然后再隔半小时补充适当的高蛋白如蛋清、牛奶、虾肉、鱼、肉、蛋，此外，钾、钠、维生素B_2、维生素E等也是运动者最需要补充的物质。

06 有哪些好的健身方法?

运动保健养生方法丰富多彩，形式多样。

① 传统的太极拳、五禽戏、八段锦、易筋经等自成套路的系统健身法。

② 民间健身法，如散步、慢跑、快跑、跳绳、游泳、骑车、登山等。

③ 公园舞、广场舞、大众健身操、形体操。

④ 健身房里，在各种专业指导调控下的系统或单项训练项目。

各种层次，各种方法，任由你选。以下的问题将为你介绍几种简便有效的运动健身方法。

07 散步的益处有哪些?

散步是指闲散、从容地行走。这是一种人人适宜，随时进行的最简单有效的运动方式。尤其是平时少锻炼、体重过重和年老体弱者更为适宜。方法：每天快走半小时，每周至少4次。结伴散步，相互鼓励，又能交流运动心得、沟通感情，会达到更好的运动效果。

08 慢跑的益处及注意事项是什么?

慢跑风靡世界，被人们誉为“有氧代谢运动之王”。慢跑对于保持中老年人良好的心脏功能，防止肺组织弹性衰退，预防肌肉萎缩，防治冠心病、高血压、动脉硬化等，具有积极的作用。

慢跑有一定的注意事项。慢跑无论何时开始，都有效果。

(1) 起初可以少跑一些，或隔一天跑一次，经过一段时间的锻炼后，再逐渐增加至每天跑3000 ~ 4000米。

(2) 慢跑时，动作要自然放松，呼吸应深长而有节奏，不要憋气。

(3) 跑的速度不宜太快，不要快跑或冲刺。

(4) 要保持均匀的速度，以不觉得难受、不喘粗气、不面红耳赤，能边跑边说话的轻松气氛为宜。慢跑时每分钟心率不超过180减去年龄数为度。

(5) 慢性病患者跑的速度还可再适当降低，距离也可短些。

09 如何正确地跳绳?

跳绳对腿部健美，尤其是女性身材和健康都很有益。它看似简单易行，但要达到健身的效果，还得有许多的讲究。

(1) 选择适当的场地。不要选择灰尘多或有沙砾的场地及凹凸不平的水泥地，最好选择铺木板的室内体育馆或具弹性的 PU场地。

(2) 穿着合适的服装。跳绳时，最好穿运动服或宽松轻便的服装，穿软底布鞋或弹性较好的运动鞋，这样活动起来会使你感到轻松舒适，也不容易受伤。

(3) 充分做好准备活动。练习前一定要做好身体各部位的准备活动。特别是脚腕、手腕和肩关节、肘关节一定要活动开。

(4) 循序渐进地练习。开始练习跳绳时，动作要由慢到快，由易到难。先学单人跳绳的各种动作，然后再学较复杂的多人跳绳动作或团体跳绳动作。

(5) 注意活动时间。跳绳的时间，一般不受任何限制，但要避免引起身体不适，饭前和饭后半小时内最好不要跳绳。

10 怎样用跳绳方法进行减肥？

要通过跳绳达到减肥塑身的目的，应该按下面的步骤，循序渐进地跳起来。

(1) 目标。每分钟跳上120～140下，理想的心跳速度约为150次／分钟，1小时烧掉600～1000千卡的热量（跳绳10分钟的运动量相当于慢跑30分钟）。

(2) 遐想。跳离地球引力，告别赘肉，得到完美身材。

(3) 入门。开始时可以不用绳子，放段节奏欢快的音乐，并随着音乐的节奏单腿轮流蹦跳，同时身体从右至左晃动。注意要屈膝，以减缓冲击力。

(4) 热身。开始时慢跳30秒或只跳30下，以后逐步延长时间，直至连续跳3分钟。跳绳时，膝盖尽量抬高，身体也要保持柔软。绳子甩动时，记住手腕一定要远离身体。

(5) 放松。跳完3组后，休息1分钟。然后单腿轮流蹦跳，深呼吸，让肩、胳膊及腿部肌肉放松。

(6) 耐力。再持续1分钟，拿绳不拿绳都可以，膝盖尽量抬高，深吸气，深呼气，增强耐力。

(7) 花样跳绳。试跳一组花样跳绳（绳在头顶时双手交叉，绳在脚下时回归原位），然后双脚并拢，跳3下。此组动作反复做足3分钟。

(8) 提高。开始单跳，然后隔一个就开始双摇一次。掌握要领后，双脚并拢左右横向跳，再单腿跳，每分钟60次。

11 如何进行登楼梯健身？

登楼梯是一项很好的运动。中老年人的许多疾病，往往是先从腿部或其主要关节部位开始。例如，膝关节的退行性骨关节病等。登楼梯时高抬大腿向上迈步，不但增加了下肢髋、膝、踝3对关节的支撑力量与活动范围，而且使下肢肌肉和韧带也得到极好的锻炼。对于肥胖者来说，大运动量可促进能量代谢，有助于减肥。

登楼梯运动的机会较多，只要少乘几次电梯就可以完成这项锻炼。

登楼梯时的姿势：上身应尽量保持正直，腹部向内收，臀部向里收，膝关节应略屈曲，全足踏在梯级上，不要只踏半只脚。

登梯锻炼的方法如下。

(1) 爬（走）楼梯。或者可称为缓慢式登楼梯运动。运动大致与平时爬楼梯一样。比较适合健康老年人及有慢性疾患的中年病人。

(2) 跨台阶。就是登楼梯时，每一步不是登1级梯阶，而是2级，甚至3级梯阶，通过这一方式以增加运动的强度和锻炼的难度。

(3) 跑楼梯。即采用奔跑的形式登楼梯。一般需有一定锻炼基础方可进行，例如在达到每分钟爬（走）50 ~ 70级梯阶或能连续登楼梯6 ~ 7分钟后，才可以进行跑楼梯锻炼。

(4) 持重登楼梯。手持重物登楼梯也是一种加大运动量的锻炼方式。一般手持物体的总重量大致在5千克。为了保持平衡，应双手同时提取等重量的重物，并注意重物的体积不易过大。

运动量：每次登楼梯的运动时间不宜过长，以10 ~ 15分钟较为合适。年轻或体力充足者，可以采用跨、跑或持重等加大运动量的方式进行。运动量的大小可用心跳频率（脉搏）来衡量。一般的标准为：身体健康的青年人和中年人，运动后的脉搏分别以120 ~ 170次/分和100 ~ 150次/分为宜。身体素质一般的青年人和中年人，运动后的脉搏分别以110 ~ 150次/分和100 ~ 130次/分为宜。健康的老人以100 ~ 130次/分为宜。中年以上健康状态欠佳者，脉搏以90 ~ 110次 / 分为宜。

注意事项：膝盖损伤以及有脊椎性疾病的人不适合进行登楼梯锻炼，这类人平时上下楼梯，都要保持正确的身体姿势，尤其下楼梯，最好借助扶手或拐杖，以缓解膝盖和脊椎的受力。

12 怎样拍打肢体来健身?

拍打肢体即用手掌或以半握拳的方式拍击体表各部位达到健身的方法。

(1) 拍打头颈部。取站立位或坐位，全身放松，然后举起双臂，用手掌从后颈部开始拍打，至前额部，再从前额部拍到后颈。反复拍打5 ~ 8次。通过拍打头颈部，可以防治头痛、头晕等头部疾病，另外，还有延缓中老年脑力衰退，增强记忆力的作用。

(2) 拍打胸背部。站立，全身放松，冬天宜脱掉棉衣。双手半握拳，先用左手由上至下，再由下至上拍打右胸，然后用右手拍打左胸，左右各拍200次。接着将左手伸至头后拍打右背部，右手伸至头后拍打左背部，每侧各拍打100次。通过胸背部的拍打，有助于减轻呼吸道及心血管疾病的症状，同时可防止中老年人肌肉萎缩，增大肺活量，增强免疫力。

(3) 拍打腰腹部。站立，全身放松，双手半握拳（手掌亦可），腰部自然转动。当腰向右转时，带动左上肢的手掌向右腹部拍打，同时右上肢及手背向右腰部拍打，反之亦然，每侧拍打200次。腰腹部拍打可用来防治腰痛、腰酸、腹胀、便秘和消化不良等疾病。

(4) 拍打肩部。坐在椅子上，用左手拍打右肩，用右手拍打左肩，每侧拍打100次。拍打肩部可防治肩痛、肩酸、肩周炎以及老年性关节僵硬。

(5) 拍打肢体。用左手拍打右上肢，用右手拍打左上肢，一般每侧拍打100～200次。拍打下肢时宜采用坐位，先拍打左腿，再拍打右腿，每侧各拍打100次。通过拍打肢体，可防治肢体麻木，延缓肌肉衰老，解除肢体的酸痛等。

13 冷水擦澡有何益处？如何用冷水浴增强体质？

冷水浴可以改善中枢神经系统功能，增强人体的抗寒能力，增强体质。

冷水浴的方法多种多样。

(1) 冷水洗脸、洗脚。冷水洗后，用干毛巾把皮肤擦红。

(2) 冷水擦身。按照脸部→颈部→上肢→背部→胸腹→下肢的顺序，沿向心方向进行，把皮肤擦红。

(3) 冷水沐浴。水温在10℃以下时，室内冲淋时间要在5分钟以上，室外则控制在1～2分钟以内。

(4) 冷水浸浴和冬泳。水温在20℃以下，用力摩擦皮肤，活动四肢，出水后立即擦干穿衣。

(5) 冷热交替浴。通过冷、热水交替冲洗，刺激血管收缩、舒张，达到健身目的。

冷水浴锻炼应从夏季开始，全年坚持进行。开始锻炼时间为2～5分钟，以后可逐步增加到10～15分钟。早晨起床后就进行冷水浴锻炼效果最好，有助于排除睡眠后的抑制状态，振奋精神。

冷水浴锻炼要做好准备活动，使身体微热再进行。擦身时，用毛巾把皮肤擦红，再用干毛巾擦净。在饭后、过度疲劳和情绪不佳时不宜进行冷水浴。严重高血压、心脏病、急性肝炎、活动性风湿病患者及高热病人要远离此种健身方式。

14 颈椎病如何锻炼？

准备姿势：双脚分开与肩同宽，两手臂放在身体两侧，指尖垂直向下（坐位时两手掌放在大腿上，掌心向下），眼平视前方，全身放松。

(1) **伸颈。**缓慢向上抬头，并将胸腹一起向上伸，要尽可能把头颈伸长到最大限度，再将伸长的颈慢慢向前向下进行运动到极限。恢复到准备姿势。（图3-14-1）。

(2) **曲颈。**取坐位，双手置于头后部，双手向前用力，缓慢持续用力牵拉颈后部肌肉，使颈后部肌肉有紧绷感（图3-14-2）。取坐位，以左手越过头顶，抓住右侧耳上方头部，向左用力，头部则用力向右偏，这样相向用力，使右侧颈部肌肉有紧绷感。反之亦然。再取坐位，双肘支撑桌面，合掌置于前额部，用力屈颈，保持躯干不动，使颈前部的肌肉有紧绷感。

(3) **旋颈。**取坐位，左手绕过头后置于头右侧耳部，用力向左拉，头用力向左旋，眼看左侧大腿部，使右侧肌肉有紧绷感。反之亦然（图3-14-3）。

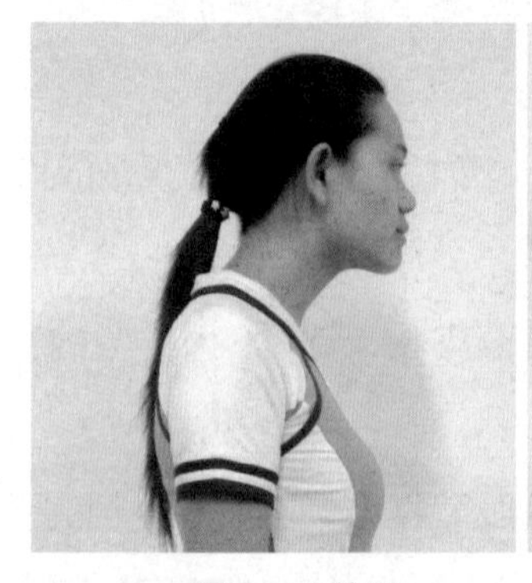
• 图3-14-1 伸颈

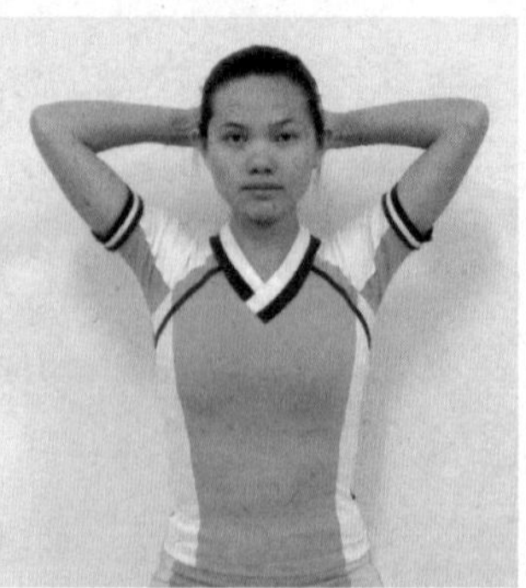
• 图3-14-2 曲颈

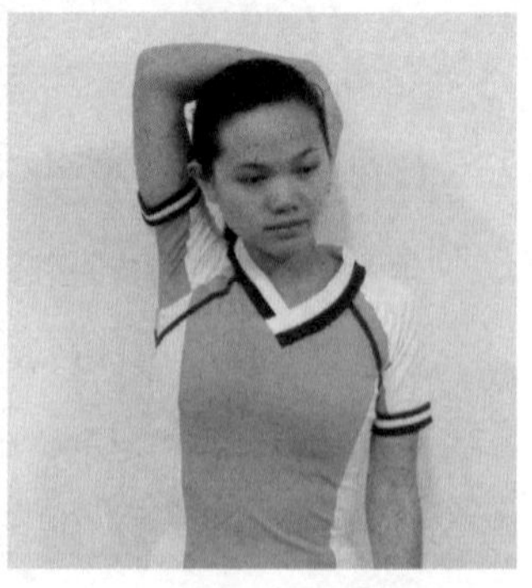
• 图3-14-3 旋颈

(4) **悬颈**。站位，五趾抓地（立地），双手伸直用力上撑，做类似于撑地动作（立地），而颈项向上方伸展（顶天），相当“顶天立地”的姿势，使项肩部肌肉有拉伸的感觉（图3-14-4）。

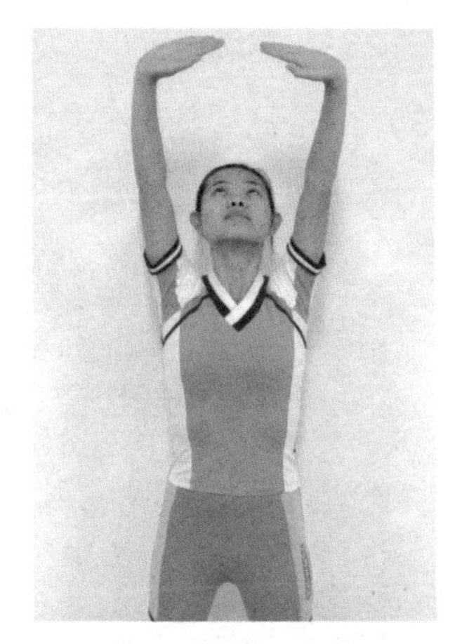

● 图3-14-4 悬颈

(5) **缩颈**。取坐位或站位，双手下垂，双侧同时用力耸肩，颈项用力向下，似有头向胸腔内缩的感觉。使两侧项肩交界处肌肉有牵拉感（图3-14-5）。

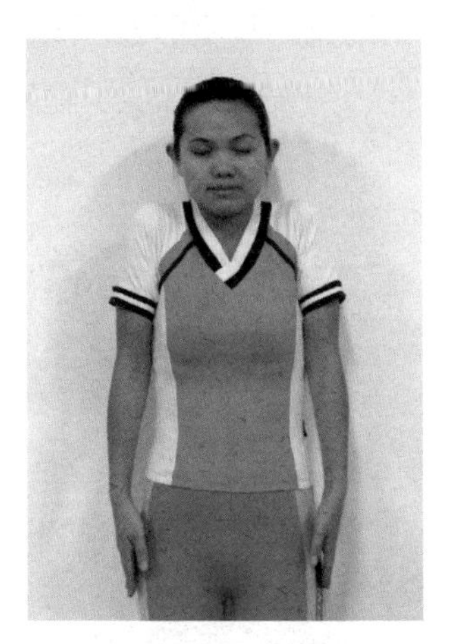

● 图3-14-5 缩颈

以上运动每次收缩10秒钟，间隔10秒钟，每组10次。逐步增加运动强度，以运动后肌肉有轻微酸胀感为宜。

注意事项：颈椎病发作期不做；各项锻炼均应缓慢而渐进地进行；高危颈椎病患者应慎重，尽量在专业人士的指导下进行练习。若锻炼后症状加重应停止锻炼。

15 肩周炎如何锻炼?

(1) **摆臂运动**。分腿站立，腰部前屈70°左右，双臂自然下垂，患肩放松，做前后、左右摆动练习（图3-15-1）。随病情好转逐渐增大运动幅度，若疼痛较重，不能进行主动运动时，可用健手托住患侧肘部，做前后、左右摇动患侧上臂以增加患肩活动量。

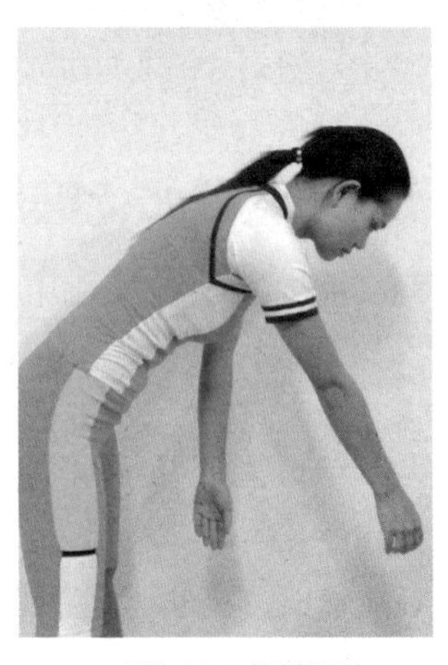

● 图3-15-1 摆臂运动

(2) **环形运动**。病人弯腰75°，患肢自然下垂，健手搭于患肩，患侧上肢做顺时针方向及逆时针方向的旋转环行运动，范围由小到大，方向相互交替（图3-15-2）。

(3) **爬墙运动。**病人面向墙站立，手指放于墙面，逐渐向上爬行（图3-15-3），直至因疼痛不能再向上为止，每日2～3次。次日再向上爬时要力争超过前日高度，此动作主要锻炼肩关节的外展和外旋运动。

(4) **外旋运动。**病人背靠墙面而立，患肘屈曲90°，外旋肩关节使前臂背面尽量贴近墙面，以增加肩关节的外旋功能（图3-15-4）。

(5) **拉环运动。**利用肩关节活动拉环进行运动锻炼。双手分别握住滑轮拉环的两个环，健侧上肢向下用力，使患侧上肢上举以锻炼患肩外展、上举功能。还可让患肩内旋位外展，锻炼内旋、外展功能。

注意事项：肩周炎关节活动度的训练是肩周炎的基本治疗方法，应贯穿于肩周炎的整个病程，要配合物理治疗如短波、超声波、蜡疗等促进局部血液循环，缓解肌肉痉挛，减轻疼痛。训练要循序渐进，幅度从小到大。

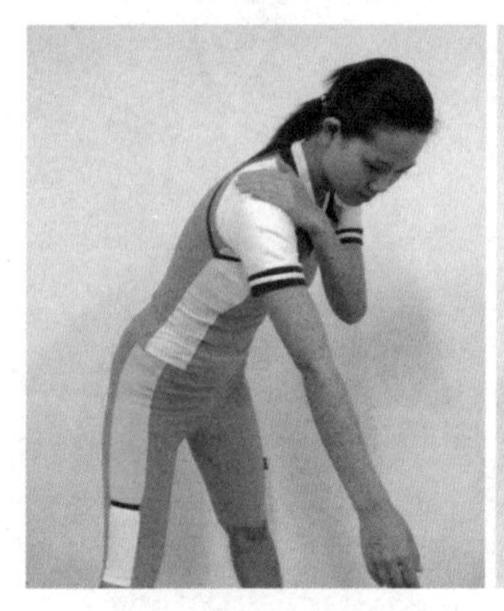

• 图3-15-2 环形运动

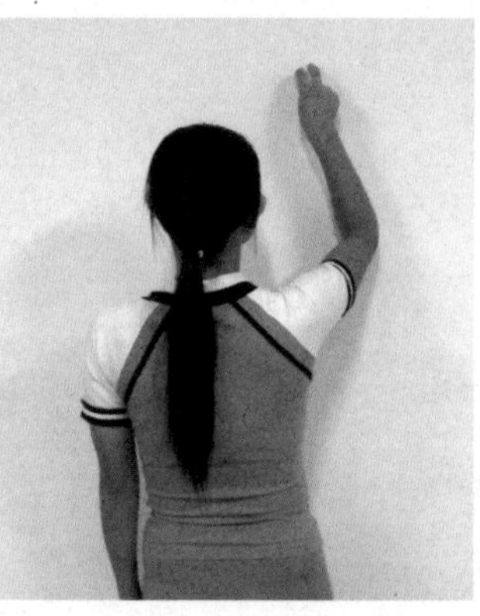

• 图3-15-3 爬墙运动

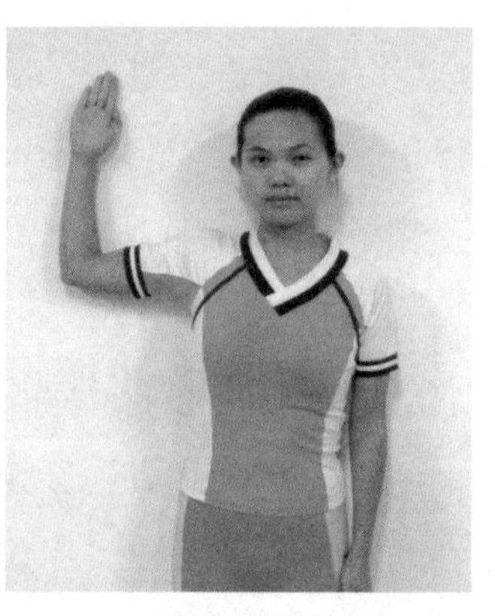

• 图3-15-4 外旋运动

16 腰痛如何锻炼？

(1) 仰卧位，双腿平伸，左右腿交替尽量伸长，一条腿向下伸时，另一条腿保持在原位。骨盆靠紧床面，腰部要有凹陷，重复10次（图3-16-1）。

(2) 仰卧位，双腿平伸，单侧下肢屈膝尽量靠近胸部，然后还原。交换另一下肢重复同样的练习，双侧各重复10次（图3-16-2）。

(3) 仰卧位，屈膝屈髋使双膝靠近胸部，可用双手帮助，然后伸腿将双足放于床面。重复10次（图3-16-3）。

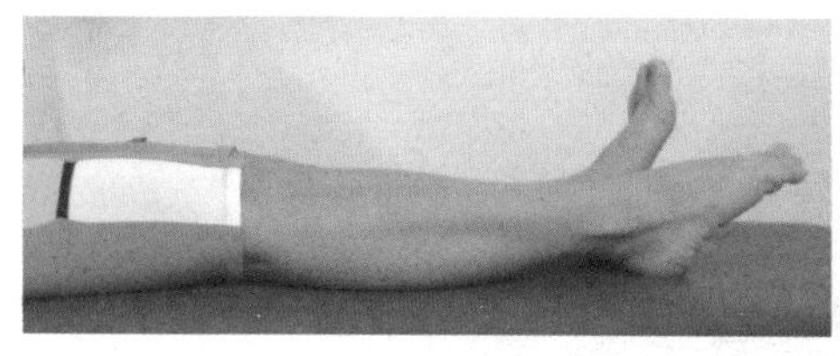

● 图3-16-1

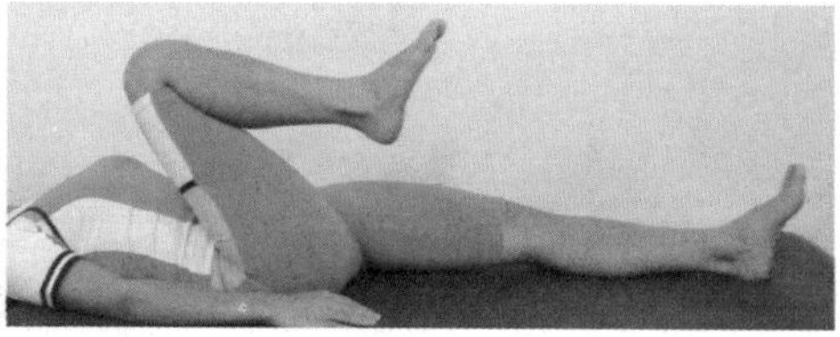

● 图3-16-2

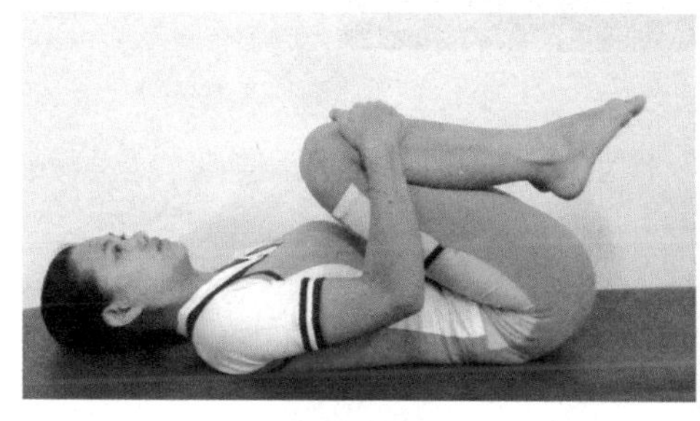

● 图3-16-3

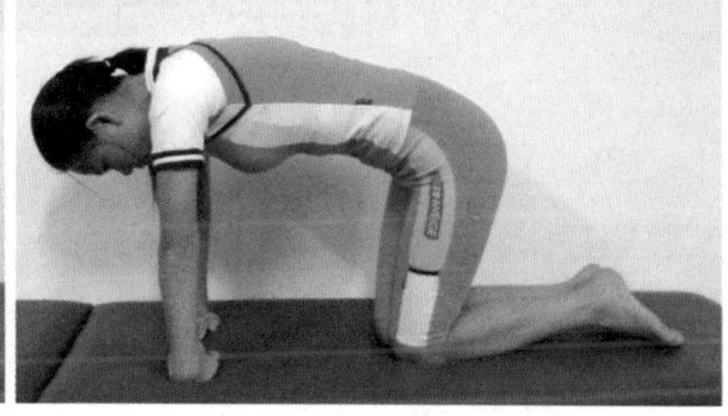

● 图3-16-4-1

(4) 双手和双膝撑地，转身将左手放在左骨盆上，保持10秒钟，然后右侧重复同样的动作，左右各做3次（图3-16-4-1、图3-16-4-2）。

(5) 仰卧位，屈膝双足平放于床面，然后双上肢及一足撑地，一侧下肢及躯干抬起做“桥”式动作，使上身与抬起的腿成一直线，保持该位置5秒再慢慢返回原位，重复10次（图3-16-5）。

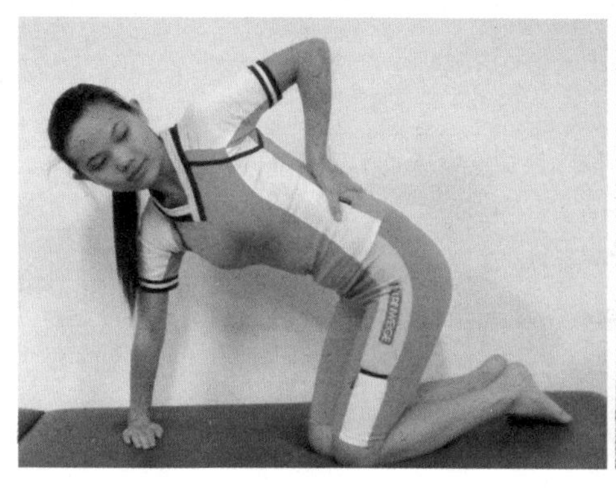

● 图3-16-4-2

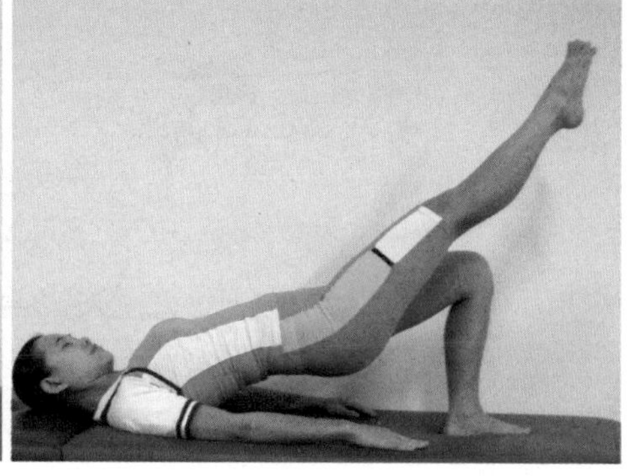

● 图3-16-5

(6) “拱桥”。仰卧位，双脚、双肘和头部五个点支撑于床上，将腰、背、臀和下肢用力挺起，使躯干离开床面，成拱桥状。坚持到疲劳时，再恢复平静时的仰卧位休息。重复10次（图3-16-6）。

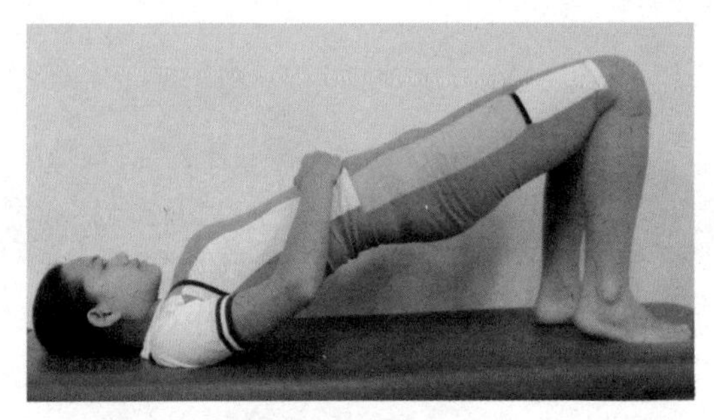

● 图3-16-6

(7) “背飞”。俯卧位，双臂置于身体两旁，腰背肌收缩，使头、上身及下肢离开床面，持续10秒钟，然后慢慢回原位，重复10次（图3-16-7）。

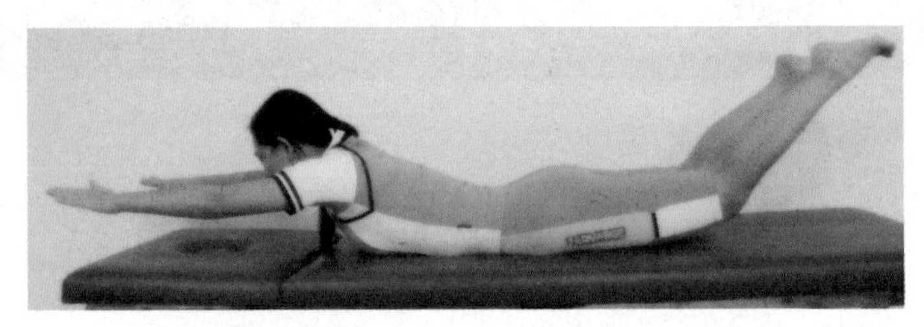

● 图3-16-7

(8) 俯卧，双手和双膝撑地，支起躯干，然后右腿后伸，左臂前伸，维持10秒钟，回原位。重复10次，再换对侧重复同样的动作（图3-16-8）。

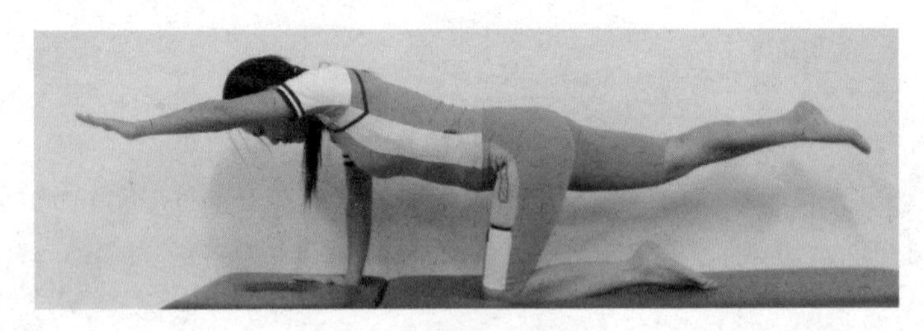

● 图3-16-8

(9) 俯卧，双手和双膝撑地，支起躯干，抬起一条腿靠近胸部，同时屈颈，然后将腿向后下伸，颈部后伸，使躯干和腿成一直线，重复10次，然后换对侧重复同样的动作（图3-16-9）。

(10) 俯卧，双手和双膝撑地，支起躯干，膝关节屈曲，向后上抬起下肢，再回原位，重复20次（图3-16-10）。

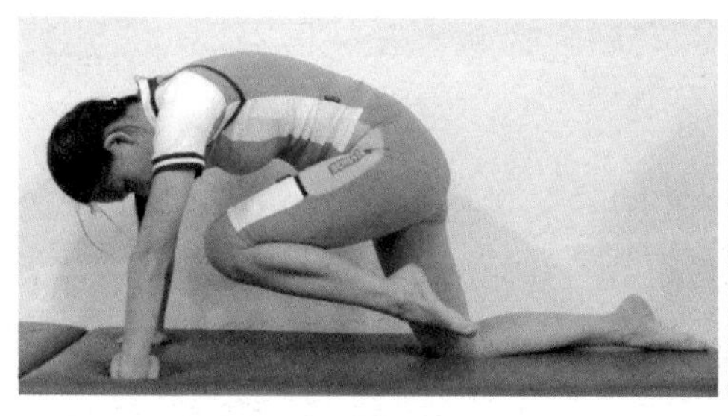

● 图3-16-9

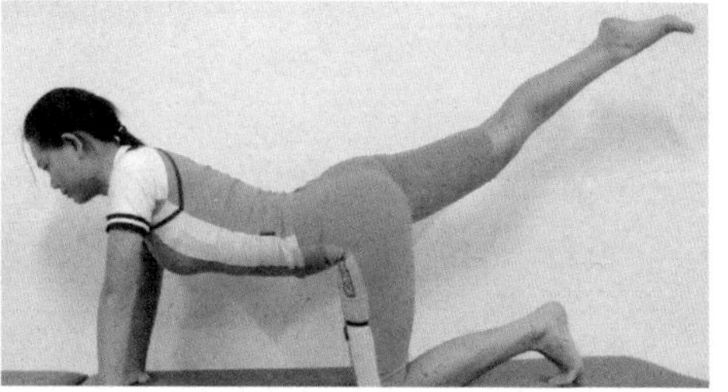

● 图3-16-10

注意事项：平时保持正确的坐、立及工作姿势是防治腰痛之源。只有平日坚持正确姿势，避免错误姿势，才能使腰部减少劳损，避免腰痛复发。但是，严重腰部疾病患者，如脊椎骨折、脱位、脊柱肿瘤、结核为运动疗法之禁忌证。而对重症骨质疏松患者，运动疗法，尤其是强化器械疗法要慎用。

17 腰椎间盘突出症有哪些锻炼方法？

(1) 俯卧，上肢放于身体两侧，头转向一侧，保持这个位置，做深呼吸，保持此动作2 ~ 3分钟，然后完全放松。

(2) 起始动作同锻炼(1)，然后用肘关节支撑抬起上身，做几次深呼吸，然后完全放松。保持这个姿势2 ~ 3分钟。

(3) 俯卧，起始动作同锻炼(1)，缓慢用双手支撑抬起上身，伸直时关节在疼痛允许范围内抬高上半身，腰腿部完全放松，下腰凹陷，保持这个动作2秒钟，然后降到起始位。每次重复这个动作时，都要试着不断抬高上身，使腰部尽可能地后伸。如果疼痛减轻，下腰凹陷保持的时间可超过2秒钟。

(4) 两脚分开直立，膝关节伸直，双手撑腰尽可能后伸腰部，保持这个动作2秒钟，然后回到起始位，重复这个动作。

(5) 仰卧位，屈膝，双足平放于床面，然后双上肢及一足撑地，一侧下肢及躯干抬起做“桥”式动作，使上身与抬起的腿成一直线，保持该位置5秒再慢慢返回原位，重复10次。

(6) 双手和双膝撑地，然后右腿后伸，左臂前伸，维持10秒钟，回原位，重复10次，再换对侧重复同样的动作。

(7) 双手和双足撑地，膝关节屈曲，向后上抬起下肢，再回原位，重复20次。

(8) “背飞”。仰卧位，双臂置于身体两旁，腰背肌收缩，使头、上身及下肢离开床面，维持10秒钟，然后慢慢回原位重复10次。

(9) 双手和双膝撑地，抬起一条腿靠近胸部，同时屈颈，然后将腿向后下伸，颈部后伸，使躯干和腿成一直线，重复10次，然后换对侧重复同样的动作。

注：锻炼方法可参考腰痛图。

18 夏天锻炼应该怎么防止中暑？

(1) 夏天炎热季节时要安排好训练时间，避免在一天中最热时间进行。每训练50分钟后至少休息10分钟，饭后要有必要的休息，保证充足的睡眠，并进行经常的医务监督。

(2) 注意炎热天气训练和比赛时的营养和饮水。主要注意适当增加食物中蛋白质的供给量，设法提高自己的食欲，额外增加维生素（维生素B_1、维生素B_2、维生素C）的补充等。合理的水盐供应主要是强调宜采取少量多次饮水的原则，禁止一次性暴饮。

(3) 对过去有过运动性中暑者进行正确评估后再运动。

19 冬天锻炼怎么防止冻伤？

(1) 冬季锻炼时要戴御寒用具，如手套、暖兜带、护耳等。

(2) 运动服装和鞋袜要求保暖和宽松，如冰鞋不能太小挤脚。

(3) 鞋袜要保持干燥，运动或走路多后，出现潮湿要及时更换。

(4) 身体静止不动或疲劳时，要注意保暖。在训练间歇和运动后要及时穿好衣服。这样不仅能预防冻伤，也可预防感冒。

(5) 饮食中适当补充含蛋白质和脂肪较多的食物。

第四章

按摩养生

01 中医按摩法有什么养生作用?

按摩又称为推拿，属于中医外治法之一。即用双手在体表和经络腧穴上施行推、拿、摩、按、揉、捶等手法来防治疾病的方法。这种手法能引起局部或全身的经络反应，激发和调整经气的作用，达到舒筋通络、活血散瘀、消肿止痛作用，引发经络对机体的整体调整功能，改善内在脏腑的功能状态，使机体趋于阴阳平衡，从而达到养生防病治病作用。

按摩运用于养生防病有着悠久的历史，在纪元以前我国就用按摩术来养生了。推拿疗法简便易行。它的疗效可靠，无副作用，无伤害性，是一种深受广大群众喜爱的养生健身和康复措施。

02 如何进行头面部的按摩养生?

(1) **浴面摩目。**搓手掌令发热，两手掌伸平，四指并拢，食指自鼻翼两侧沿鼻梁上抹，经眉至前额（图4-2-1），然后四指放平推至两额角（图4-2-2），再用两掌心自上而下摩揉面颊，食指回到鼻翼部，反复10~15次，之后以四指内侧面由内向外平抹眼睑10~15次（图4-2-3）。

具有润肤养颜、祛皱明目、预防感冒的作用。

(2) **梳理头部。**两手指微曲，以指尖接触头皮，从前额沿头顶至枕部做梳头动作10~15次（图4-2-4）。

具有活血健脑、乌发美发的作用。

(3) **拿提五经。**五指分开，指端用力，拿捏头顶督脉和两旁太阳、少阳经，谓之拿五经，自前发际、经头顶向后至枕部，止于两侧风池穴（图4-2-5）。

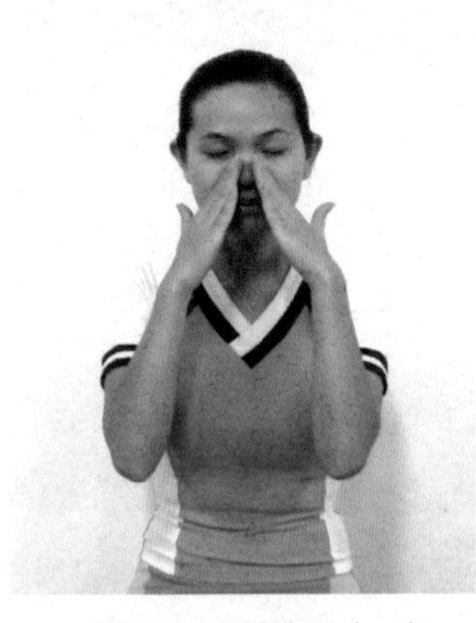

图4-2-1 浴面摩目（一）

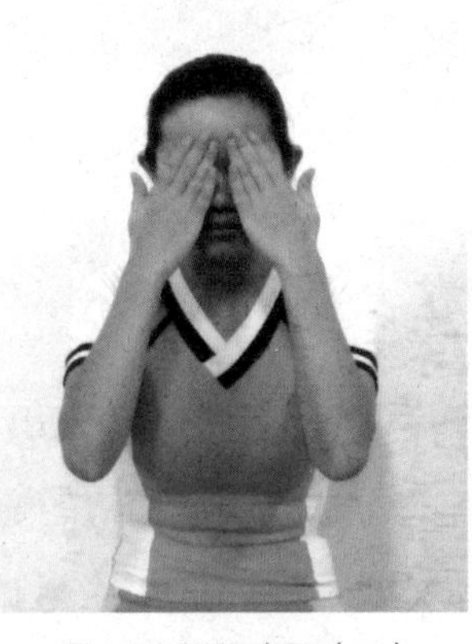

图4-2-2 浴面摩目（二）

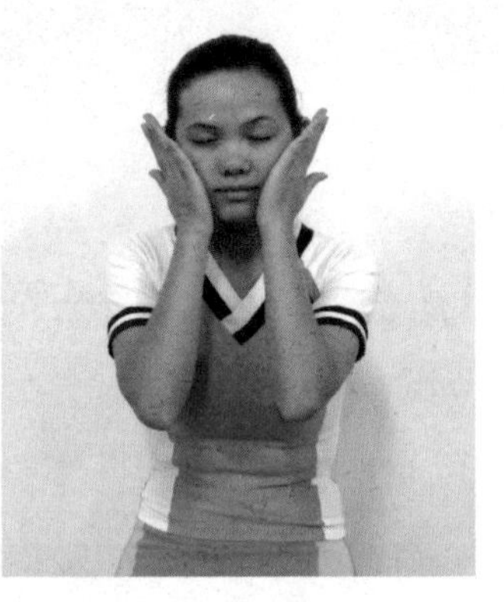

图4-2-3 浴面摩目（三）

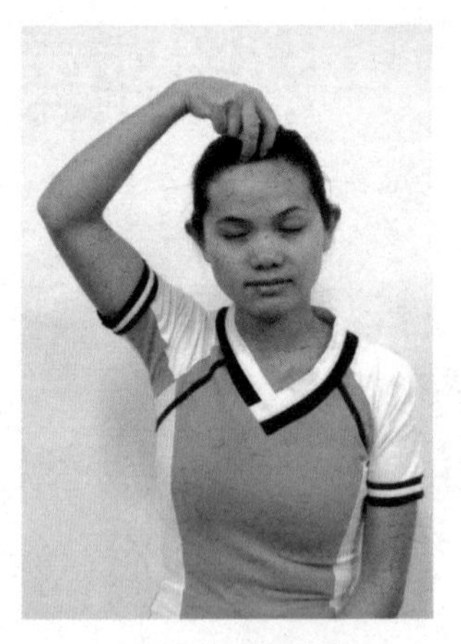

图4-2-4 梳理头部

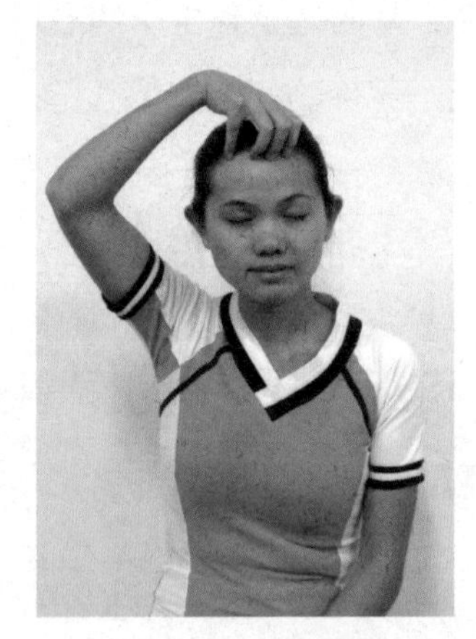

图4-2-5 拿提五经

具有活血通经、健脑醒神的作用。

(4) **按揉腧穴。**对头百部腧穴百会、风池、印堂、太阳、四白（图4-2-6）、迎香（图4-2-7）、地仓、颧髎、巨髎等进行按揉，每穴1分钟。具有清利头目、美容抗衰的作用。

附：头面部穴位，见图4-2-8、图4-2-9。

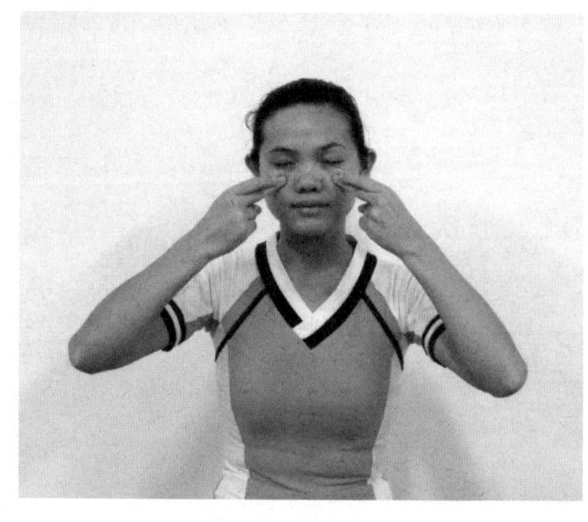

图4-2-6 按揉四白穴

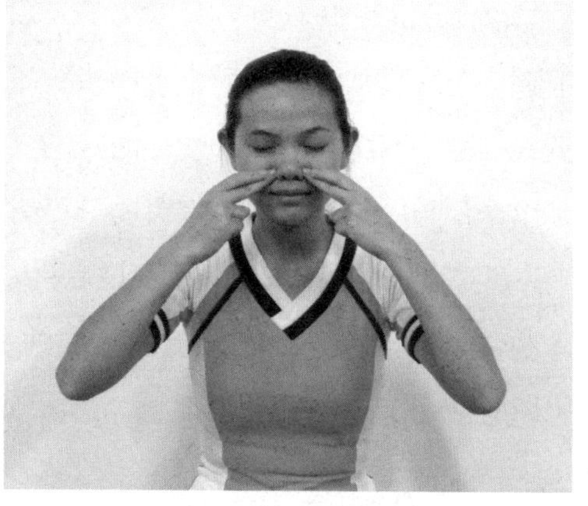

图4-2-7 按揉迎香穴

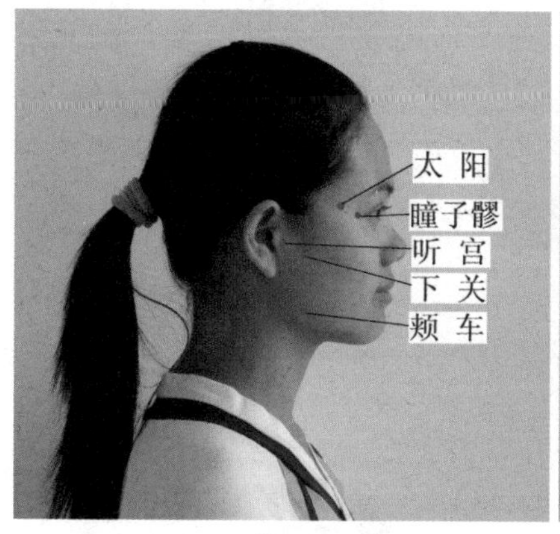

图4-2-8 脸部侧面穴位

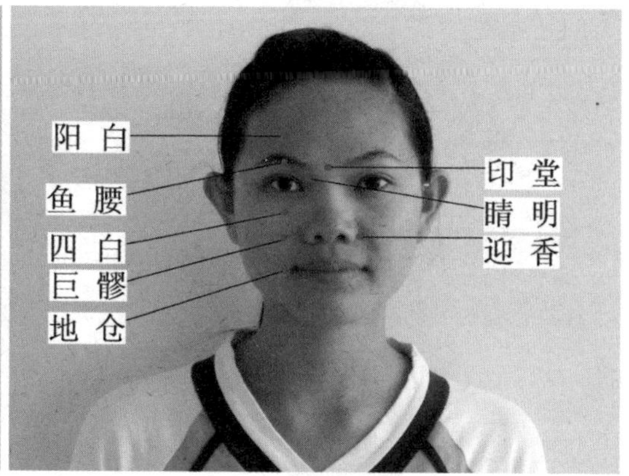

图4-2-9 脸部正面穴位

03 如何进行面颈部美容保健按摩?

按摩前，一般应当在面部抹一些冷霜。因为冷霜不但可以促使按摩时润滑，而且还可以吸收按摩时所产生的热量。按摩时不宜过分用力。用中指和食指按摩最为合适。按摩的动作要有节奏韵律感，速度不宜太快或太慢，按摩的速度最好与心脏跳动的速度大约一致。

(1) **抚平额纹。**用两手中指、食指在前额画圈，方向是向上向外，从前额中部眉心开始（图4-3-1），分别画至两侧太阳穴，然后用两手中指点压太阳穴（图4-3-2）。重复20次。可以预防前额皱纹的出现。

(2) **分推眼眶。**两手拇指按于太阳穴上，用食指第二节的内侧面分推上下眼眶。上眼眶从眉头到眉梢为一次；下眼眶从内眼角到外眼角为一次。先上后下，一圈为两次，共做20次（图4-3-3）。可以消除眼睛的疲劳，预防眼部产生皱纹，预防眼袋的出现，也有助于预防颊部皮肤松弛。

(3) **推按鼻翼。**鼻部的毛孔特别大，容易长黑头。用两手中指指腹，自鼻翼两侧外展推按鼻唇沟部位，然后两手中指沿鼻梁正中上下推抹，重复20次（图4-3-4）。可以使鼻息通畅，也可预防鼻部产生黑头。

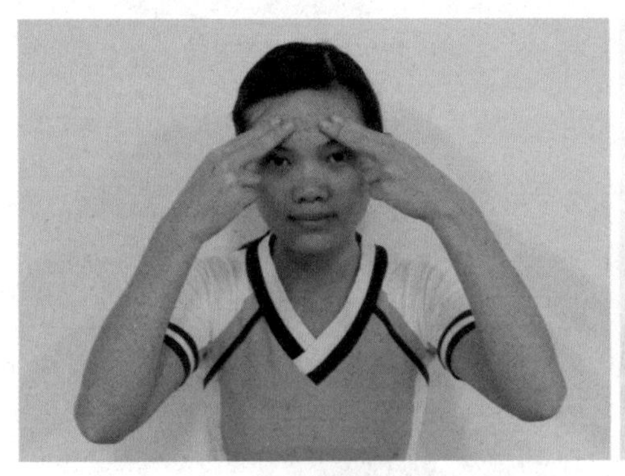

图4-3-1 抚平额纹

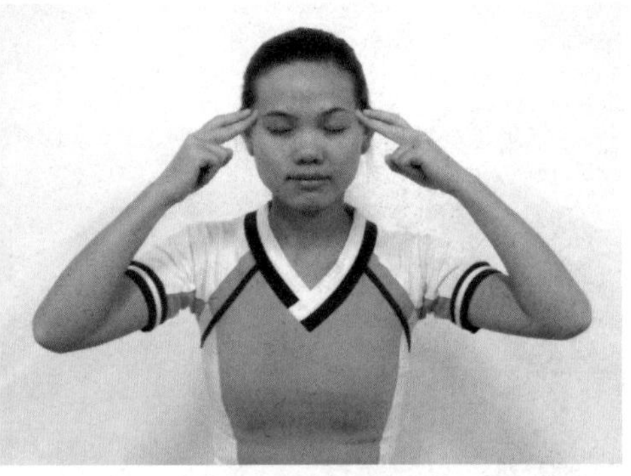

图4-3-2 抚平额纹

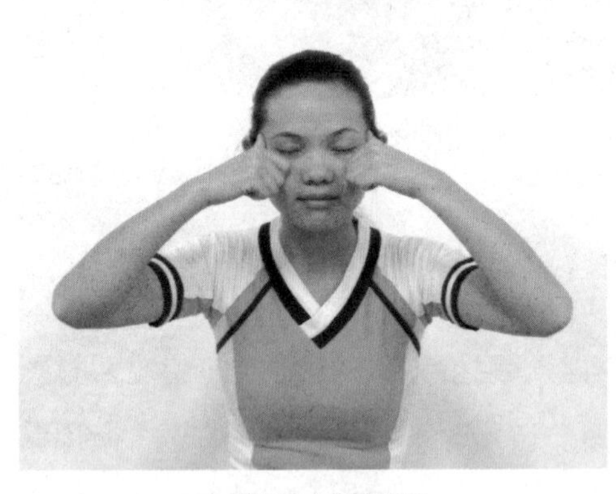

图4-3-3 分推眼眶

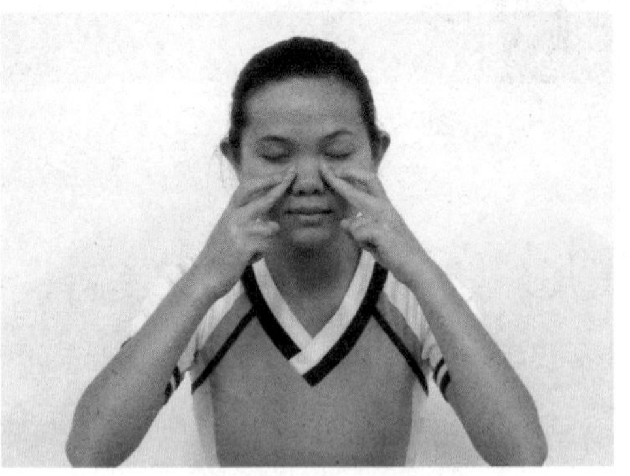

图4-3-4 推按鼻翼

(4) **分抹唇部。**两手中指沿着嘴唇边做画圈动作，方向是由中间向两侧嘴角。上唇由人中沟抹至嘴角，下唇由下颏中部抹至嘴角，抹至下唇外侧时，两手指略向上方轻挑。重复20次（图4-3-5）。此法可以预防嘴角表情皱纹，防止嘴角下垂。

(5) **轻拍面颊。**鼓起颊部，用两手轻轻拍打两侧颊部，拍打数次，至面颊皮肤微微泛红为止。可以使面颊肌肉结实，不易松弛（图4-3-6）。

(6) **轻抹颈部。**抬高下颌，用两手由下向上轻抹颈部（图4-3-7），后由左至右，再由右至左。重复20次。可以防止颈部皱纹产生，防止因肌肉下垂而产生的双下颌。

以上是适合家庭使用的面部保健按摩操，每日早晚按摩一次，也可在闲暇时按摩。只要持之以恒，一定能保持皮肤的健美。

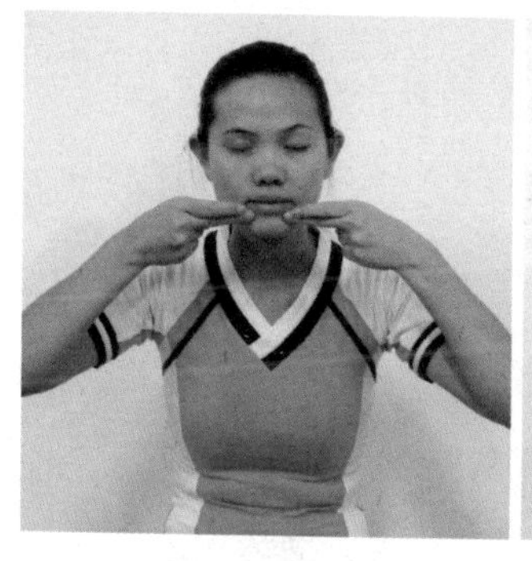
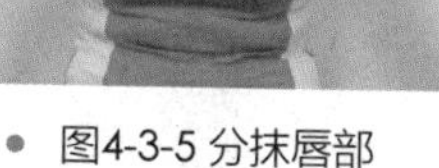

图4-3-5 分抹唇部

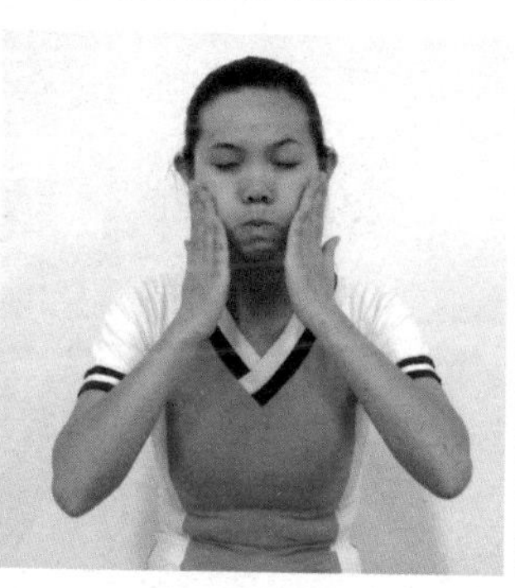

图4-3-6 轻拍面颊

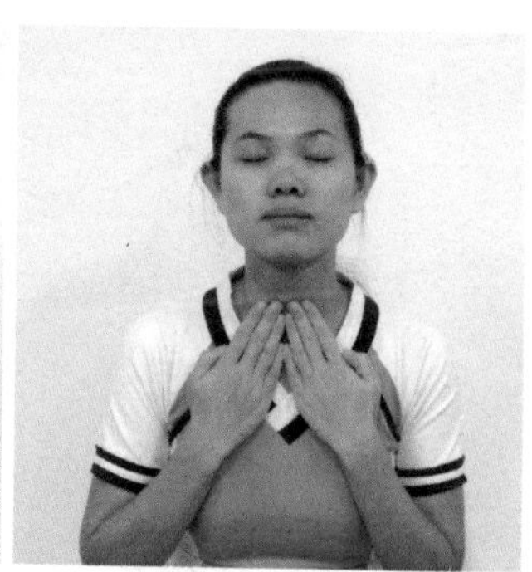

图4-3-7 轻抹颈部

04 如何进行颈肩部的按摩养生?

颈肩痛主要痛点在肩关节周围，故称肩关节周围炎，简称肩周炎，起病多因肩关节周围组织，如肌腱、滑囊等受冷冻、外伤、感染所致。不少患者是由风湿病引起的。其主要症状为颈肩持续疼痛，患侧上肢抬高、旋转、前后摆动受限，遇风遇冷感觉沉重、有隐痛。该病多见于50岁左右的中年人，又称“五十肩”。

(1) **对抗疗法。**功能锻炼和局部推拿、按摩、被动与主动肩关节运动等，是防止肩关节粘连、肌肉萎缩和恢复健康的根本办法。对抗疗法要持之以恒，以自我锻炼为主，其做法：每天晨起后自觉做三种锻炼。

一是自动按摩运动，即用健侧手揉按病肩部肌肉，由上至下、由前至后反复做按摩运动30次（图4-4-1）。

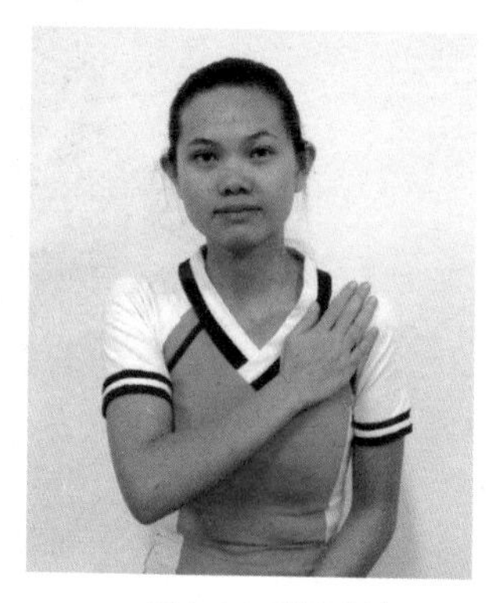

图4-4-1 对抗疗法

二是肩关节运动，即将病侧上肢向前高举、向对肩高举（图4-4-2）、向后旋至对肩的肩胛部、(图4-4-3）、将手在胸前做圆形旋转活动，每个动作各30次。

三是肩肢上举运动，即预先在墙或树干上做好标度，然后用最大气力忍住疼痛，将手臂由低到高地上举，使手指触到自定的标度，连续做30次（图4-4-4）。如能忍痛坚持，缓慢渐进，锻炼1个月，病痛可不治自愈。此法最有益于防止病残和尽快恢复功能。

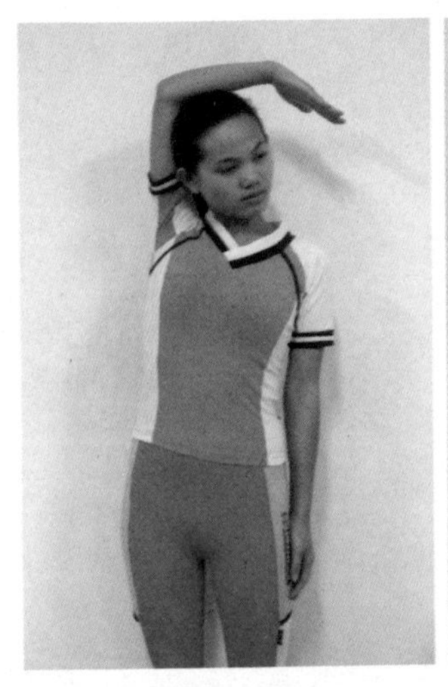

● 图4-4-2 对抗疗法

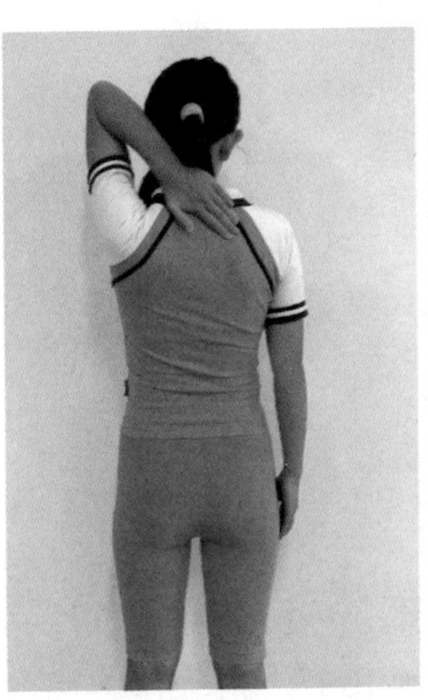

● 图4-4-3 对抗疗法

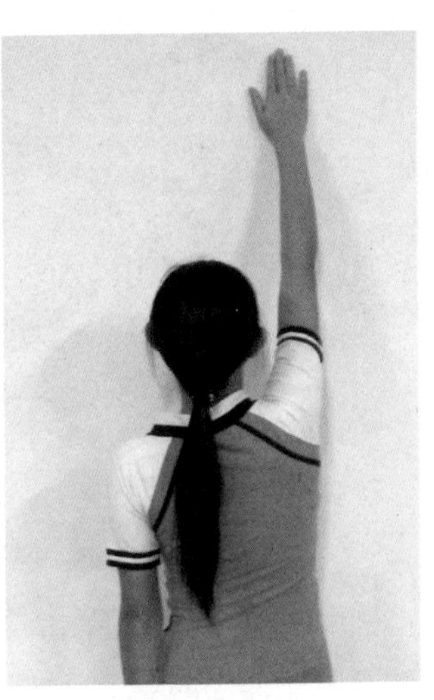

● 图4-4-4 对抗疗法

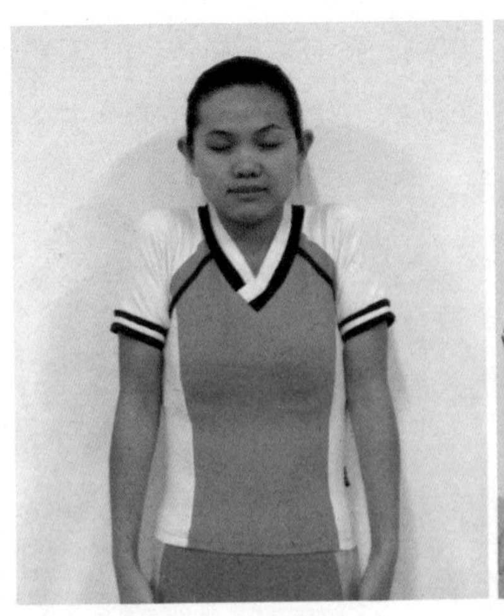

● 图4-4-5 伸缩疗法

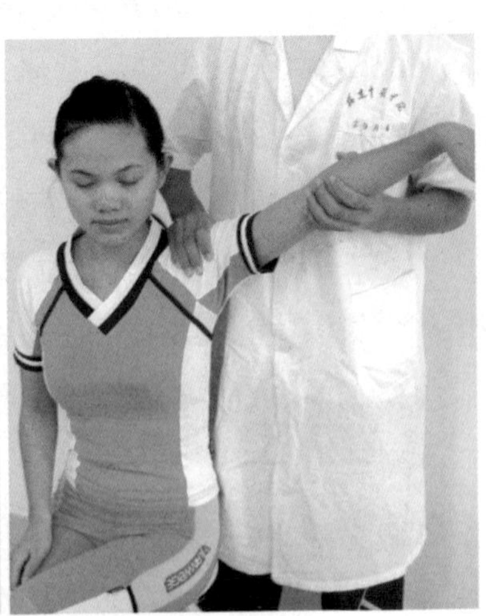

● 图4-4-6 推拿疗法

(2) **伸缩疗法。**病人直身跪坐于软物上，将两肩头尽量耸起，头颈尽量缩进（似乎感到两肩头要碰上耳朵），然后将两肩尽量用力下落，这样反复伸肩、缩颈各30次（图4-4-5）。

(3) **推拿疗法。**此法主要由术者做4个推拿动作。

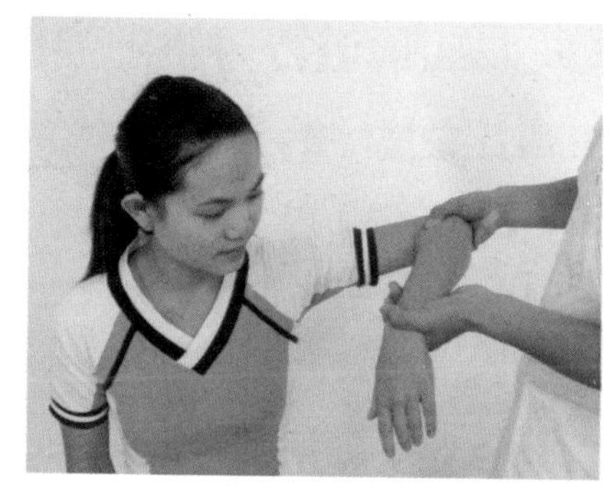

● 图4-4-7 推拿疗法

① 病人端坐，术者站在病人背后，一手置于病人的病肩上，另一手的手掌置于病人的同侧肘下；当患者手臂外展向上时，置于病肩上的手用力下压，以阻止胸廓肩胛骨的运动，置于肘下的手用力向上推，使病人的手臂尽量往上伸展，如此反复进行20次（图4-4-6）。

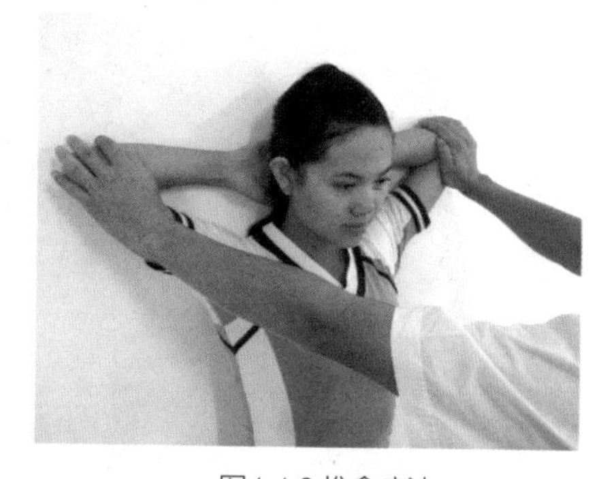

● 图4-4-8 推拿疗法

② 术者位于端坐病人的患肢侧，一手手掌置于病人病侧肘下，另一手握住病人病侧手腕，将其上肢向外做环形转动，如此反复转动20次（图4-4-7）。

③ 病人背靠墙站立，并将两手放于自己的头后，术者面对病人，握住其正常一侧的肘部，使之靠墙（主要防止病人扭转身子），另一只手握住病人的病侧肘部顺势向墙壁用力下压，如此反复动作20次（图4-4-8）。

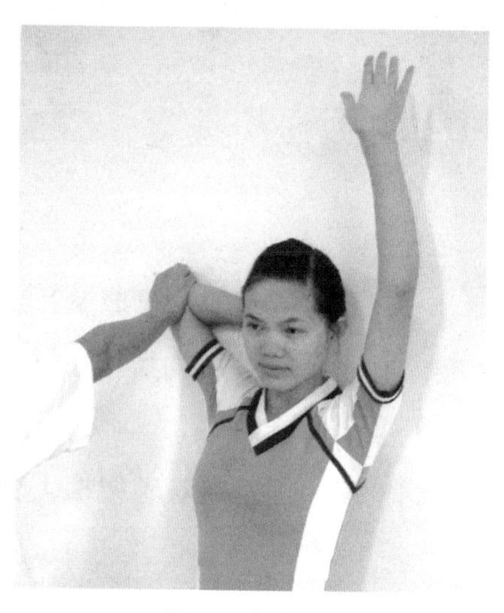

● 图4-4-9 推拿疗法

④ 保持第三个手法的位置，将健侧手臂伸直过头靠墙，由术者用手抓住病人患肢的肘关节部位，顺势用力朝墙壁推压，如此反复动作20次（图4-4-9）。

以上4个推拿动作共做80次。如病人可忍，应循序渐进，每个动作逐渐增至每次做30下甚至40下，每天1次，14次为一疗程，一般可痊愈。此法对肩周炎、肩下峰滑囊炎、颈肩综合征等疗效显著。

05 如何进行背腰部的按摩养生?

(1) **泛揉背腰。**对背腰部广泛深透地按揉3 ~ 5分钟，重点在背阔肌、腰大肌、骶脊肌等肌肉，之后可用掌心或空掌拍打背腰部，至局部微红为止（图4-5-1）。

(2) **横擦肾俞。**以肾俞为水平，掌心或掌根擦腰部，至局部有热感为止（图4-5-2）。

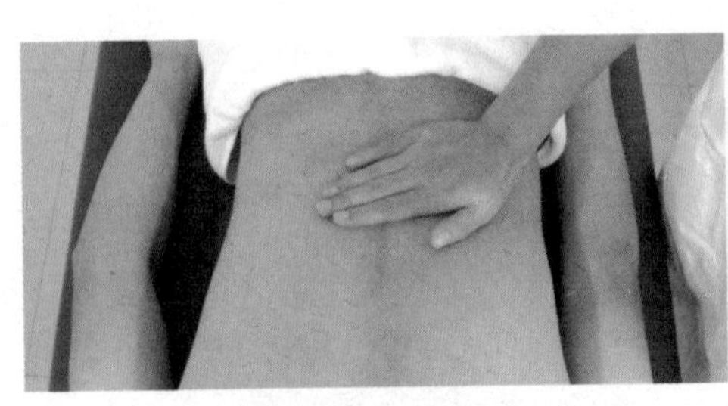

图4-5-1 泛揉背腰

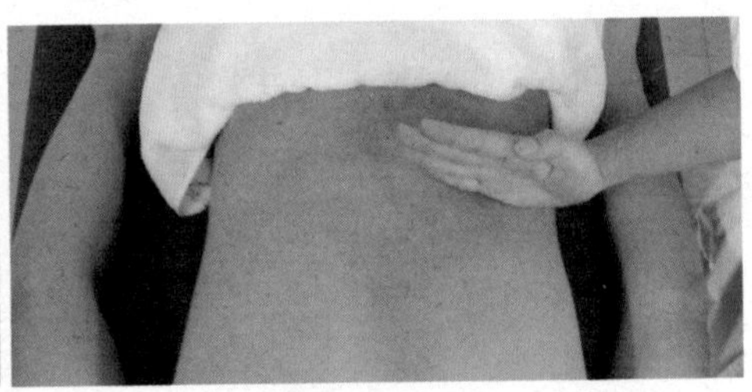

图4-5-2 横擦肾俞

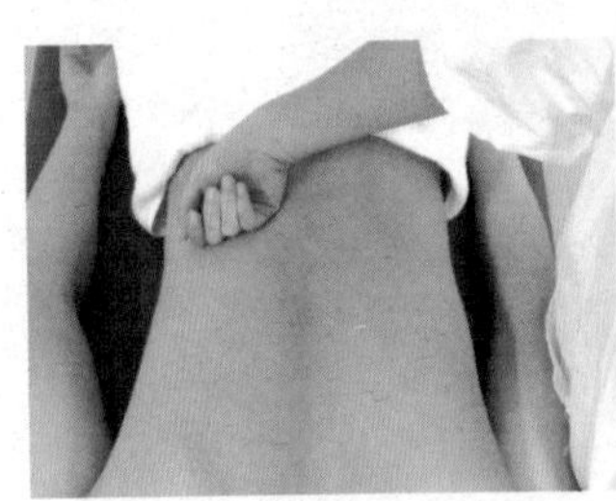

图4-5-3 拳揉腰眼

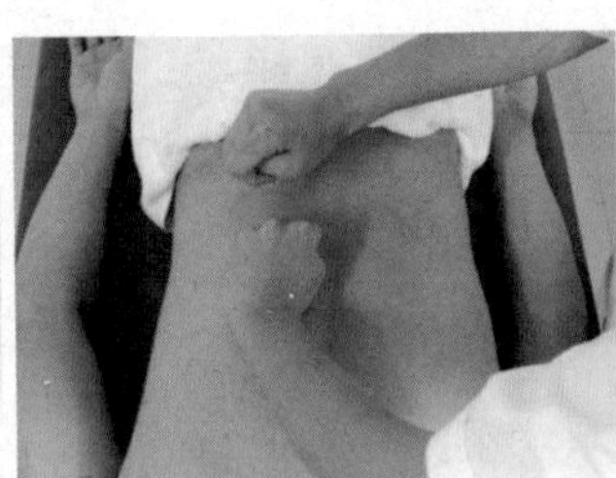

图4-5-4 拳叩腰骶

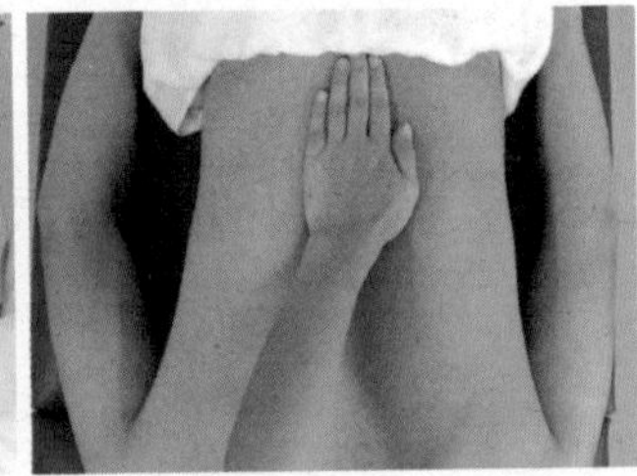

图4-5-5 下擦腰骶

(3) **拳揉腰眼。**双手握拳，手背侧放于同侧腰眼上，用力揉转10圈，以腰有松感为佳（图4-5-3）。

(4) **拳叩腰骶。**双手握拳，用双拳叩击同侧腰眼和骶骨部各10下（图4-5-4）。

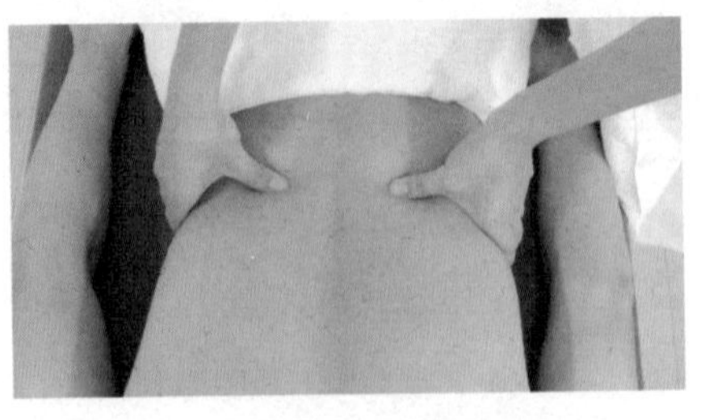

图4-5-6 按揉腧穴

(5) **下擦腰骶。**以手掌置于上腰部，由上而下推擦腰骶部，以热为度（图4-5-5）。

(6) **按揉腧穴。**对背腰部腧穴曲垣、肺俞、脾俞、肾俞、命门、大肠俞、膀胱俞、腰阳关等进行按揉，每穴1分钟（图4-5-6）。

附：腰背部部分穴位见图4-5-7。

以上方法具有活血通络止痛、健肾壮腰的作用，对于腰背劳损、肾虚腰痛等病症有很好的治疗作用。

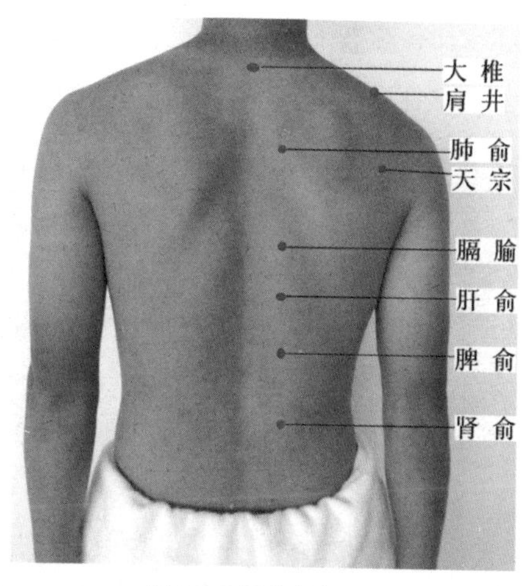

图4-5-7 腰背部部分穴位

06 如何进行脘腹部的自我按摩养生？

准备动作：平卧床上，双目微闭，呼吸调匀，左手掌心叠放在右手背上，将右手掌心轻轻放在下腹部，静卧1～3分钟。

(1) **团摩上腹。**左手掌心叠放在右手背上，右手掌心贴在上腹部，适当用力按顺、逆时针各环形摩动0.5～1分钟。以上腹发热为佳（图4-6-1）。

(2) **推擦腹中线。**四指并拢，适当用力从剑突下沿腹中线向下推至脐部，反复操作0.5～1分钟。以腹部发热为佳（图4-6-2）。

(3) **团摩脐周。**左手掌叠放在右手背上，将右手掌心贴在肚脐下，适当用力绕脐顺时针团摩腹部1～3分钟，以腹部发热为佳（图4-6-3）。

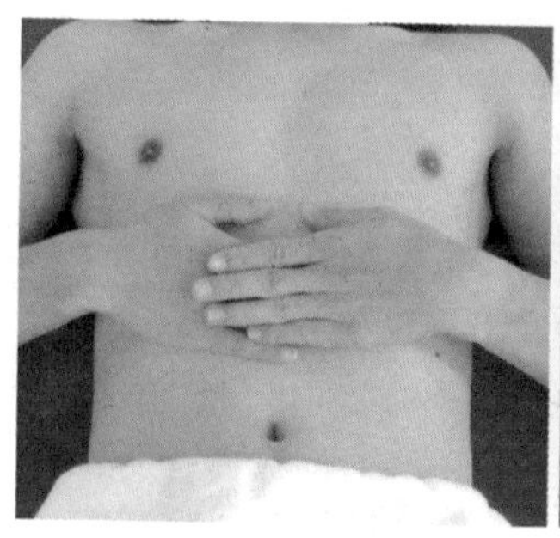

图4-6-1 团摩上腹

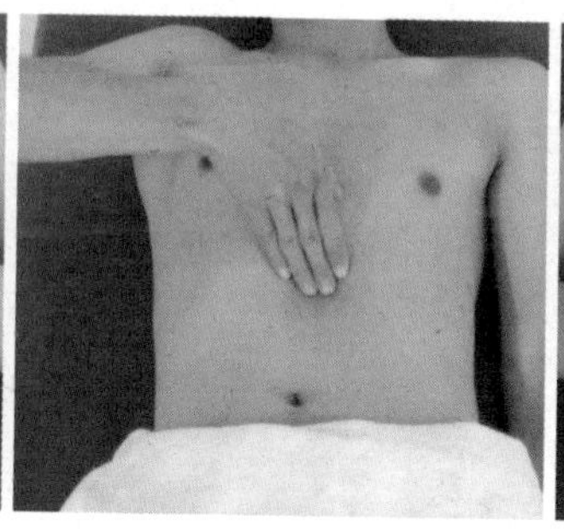

图4-6-2 推擦腹中线

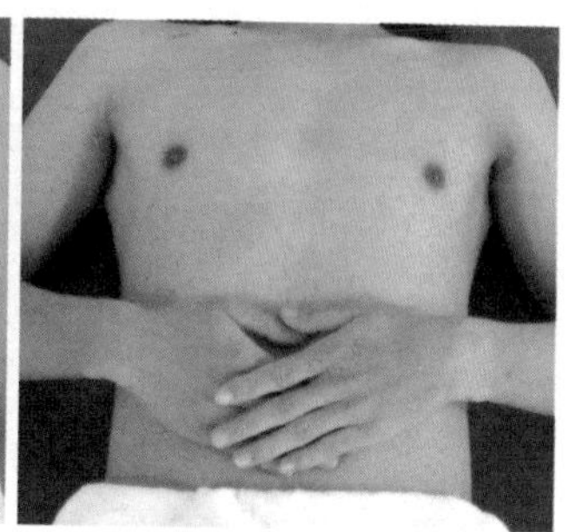

图4-6-3 团摩脐周

(4) **拿捏腹肌。**将双手拇指与其余四指用力对合，拿捏腹正中线两侧肌肉，从上腹拿捏到下腹部，反复做1～3分钟（图4-6-4）。

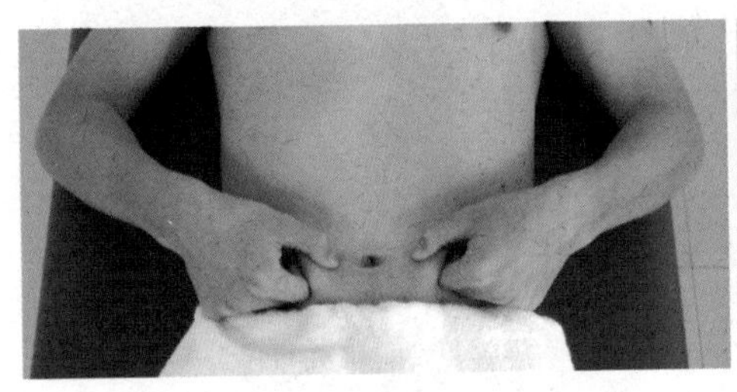

● 图4-6-4 拿捏腹肌

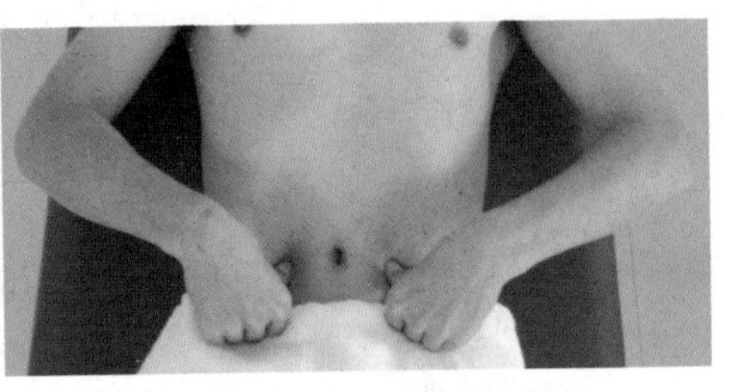

● 图4-6-5 按揉腧穴

(5) **按揉腧穴。**右手半握拳，拇指伸直，将拇指指腹放在穴位上，适当用力按揉0.5～1分钟。腹部点按的穴位（图4-6-5)是：中脘、天枢（图4-6-6）、神阙、气海、关元等。

以上方法具有和胃健脾、培元固脱的作用，适用于胃肠道不适者，以及遗精阳痿、月经不调、夜尿频多等病证。

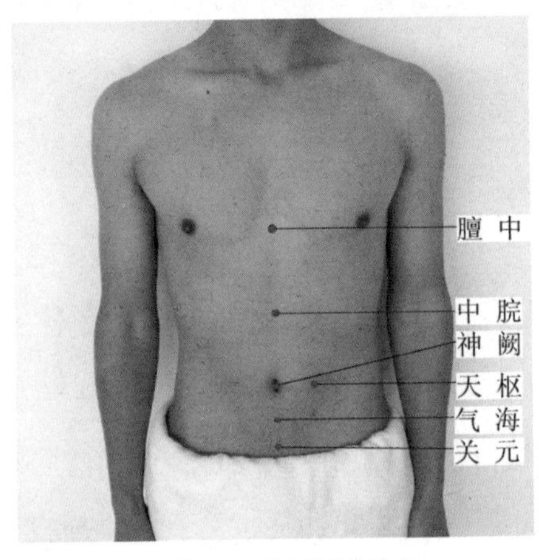

● 图4-6-6 腹部部分腧穴

07 如何进行胸胁部的自我按摩养生?

胸胁部按摩能开胸理气、和胃宁心，同时还能够加强和提高心、肺功能，能够有效地预防冠心病、呼吸系统疾病。方法如下。

(1) **摩揉前胸、侧胸。**以指腹或掌根或鱼际摩揉前胸和侧胸，以局部有热感为宜（图4-7-1）。

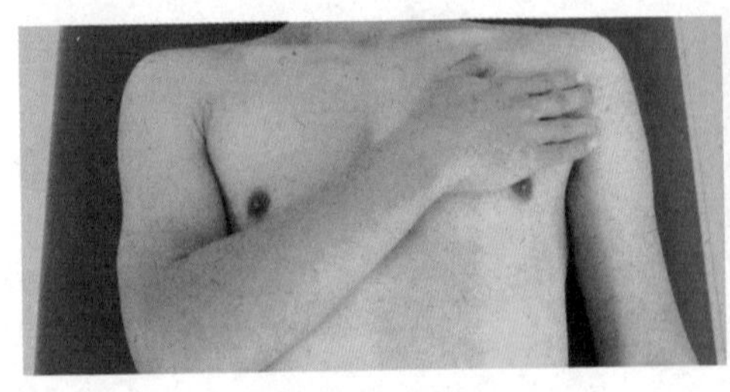

● 图4-7-1 摩揉前胸

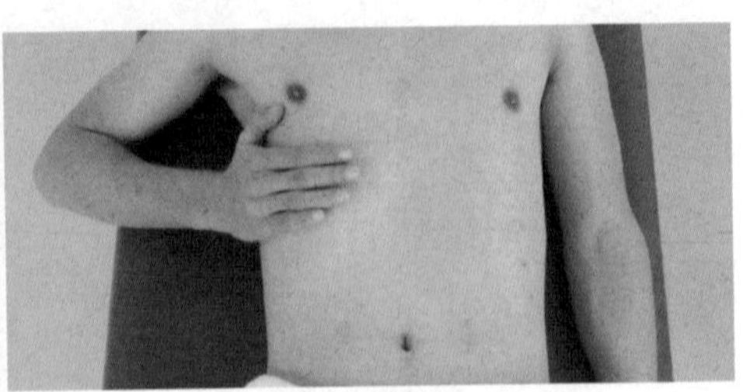

● 图4-7-2 梳理胸胁

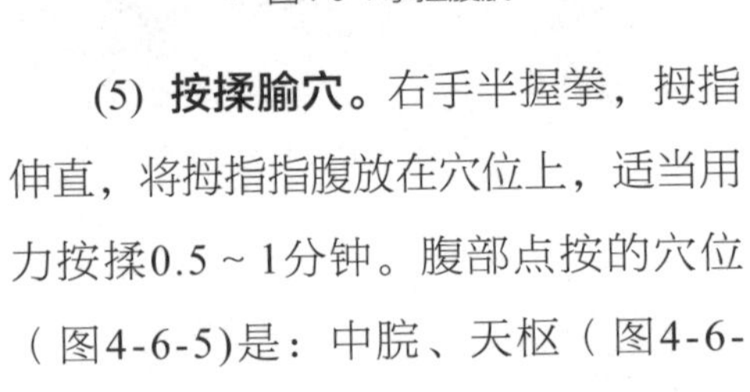

(2) **梳理胸胁。**两手五指自然分开呈爪形，分别置于胸骨上，一齐向外、向下梳理肋骨，形似梳发，每侧胸部梳10～15次（图4-7-2）。

(3) **挤震胸廓。**以手心分别置于两侧腋下，相对用力挤按胸廓1～2分钟，然后静止性用力，使之产生震颤（图4-7-3）。

(4) **揉按腧穴。**对胸部的缺盆、膻中（图4-7-4）、乳根、章门等腧穴进行点按，每穴1分钟。

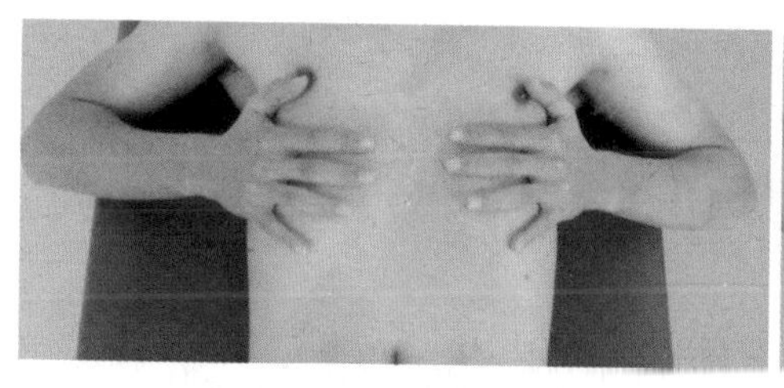

● 图4-7-3 挤震胸廓

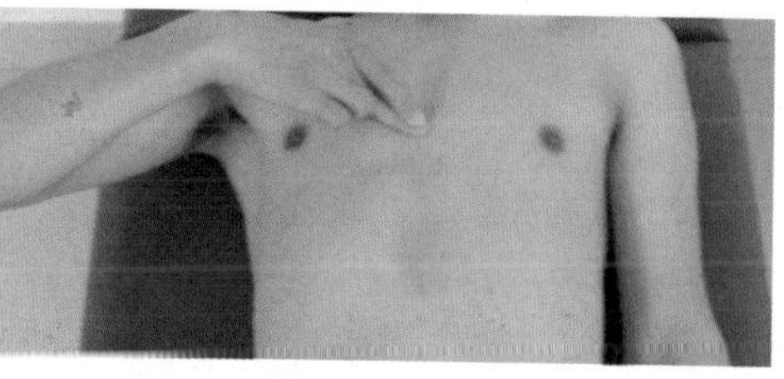

● 图4-7-4 揉按腧穴

08 如何进行四肢的自我按摩？

(1) **拿捏四肢。**拇指和其余四指相对拿起四肢部肌肉，自上而下逐步拿捏（图4-8-1，图4-8-2）。

(2) **推擦四肢。**以鱼际或掌心推擦四肢，以局部有热感为宜（图4-8-3，图4-8-4）。

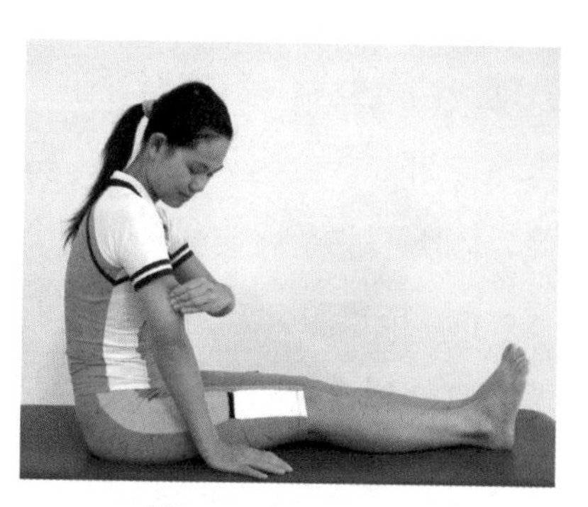

● 图4-8-1 拿捏四肢（一）

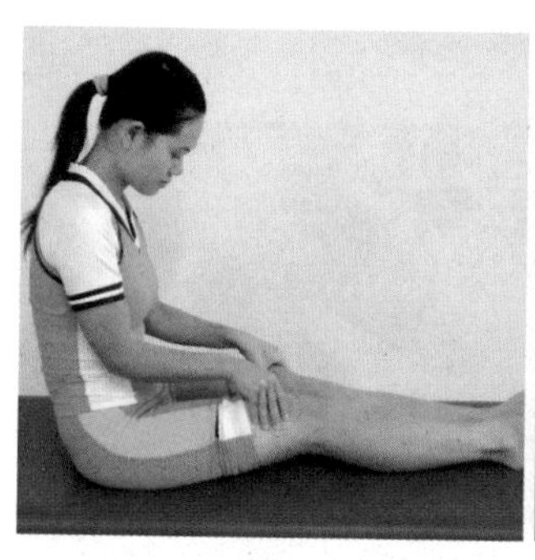

● 图4-8-2 拿捏四肢（二）

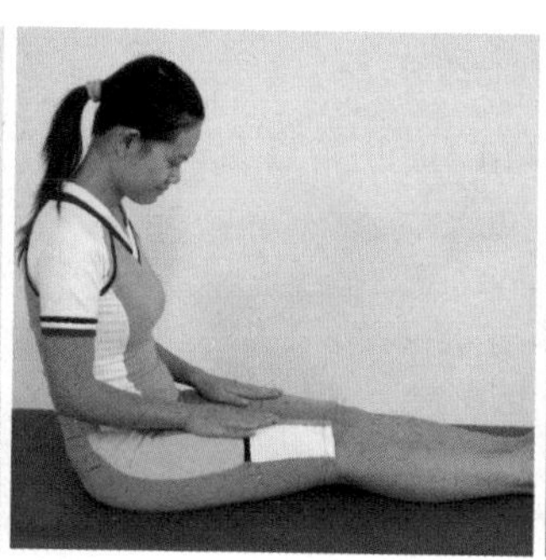

● 图4-8-3 推擦四肢（一）

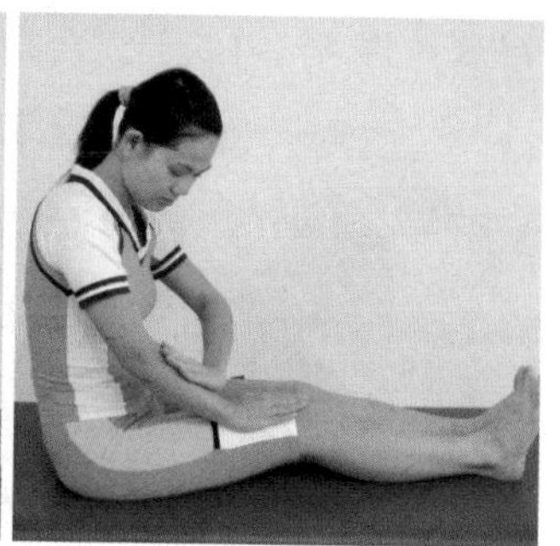

● 图4-8-4 推擦四肢（二）

(3) **拍打四肢。**以掌心或空拳拍打四肢内外前后各侧（图4-8-5）。

(4) **顶压十指。**两手掌心相对，左右手指用力相顶（图4-8-6）。

(5) **捻揉手指。**依次捻揉五指，由指根至指尖，各5~10次，之后，对各手指进行拔伸各1次（图4-8-7）。

(6) **摩擦足心。**屈膝盘腿，用小指侧的手掌部反复摩擦对侧足心，进行环形按摩10~15次，重点在涌泉穴部位（图4-8-8）。涌泉穴是肾经井穴的所在，常行擦足之法，可使肾气流动、精气充溢，既温肾壮阳、祛除寒湿之邪，又能引热下行、导火泄降，即所谓“引火归原”之法。

(7) **按揉腧穴。**经常按压四肢部的穴位能疏通经络，行气活血。常按的穴位是：曲池（图4-8-9）、内关（图4-8-10）、外关（图4-8-11）、劳宫（图4-8-12）、合谷（图4-8-13）、血海、梁丘（图4-8-14）、足三里（图4-8-15）、阳陵泉、委中、承筋、三阴交（图4-8-16）、太溪（图4-8-17）、太冲。每穴1分钟。下肢部分穴位图见图4-8-18。

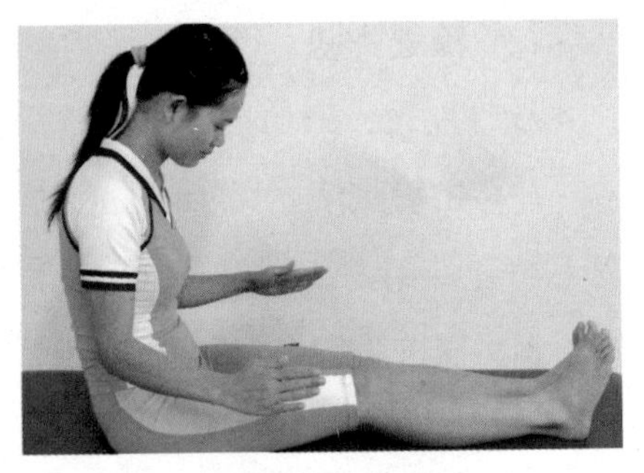

• 图4-8-5 拍打四肢

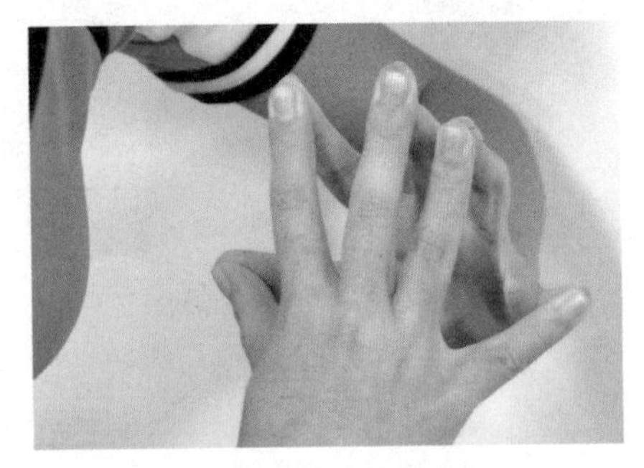

• 图4-8-6 顶压十指

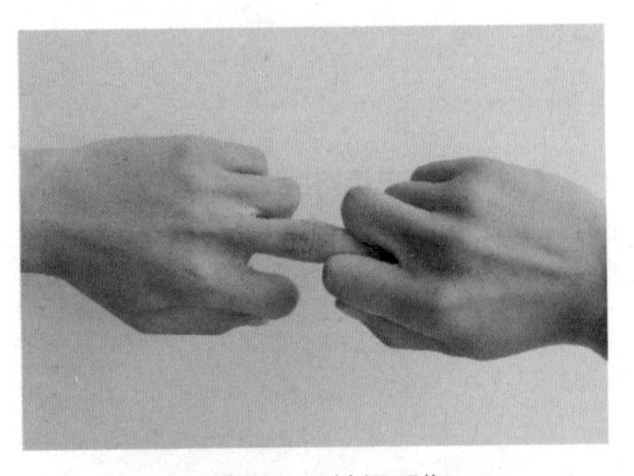

• 图4-8-7 捻揉手指

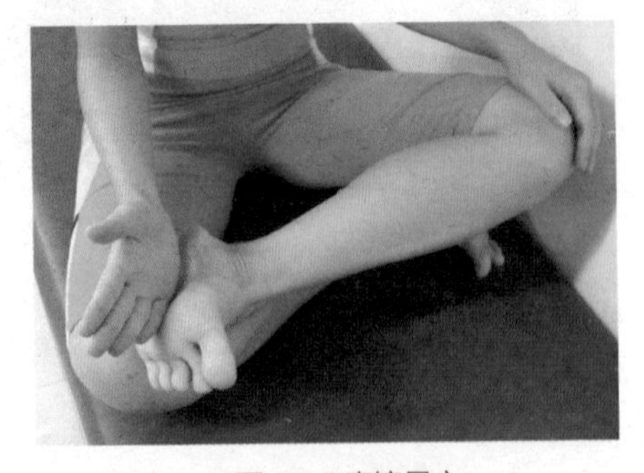

• 图4-8-8 摩擦足心

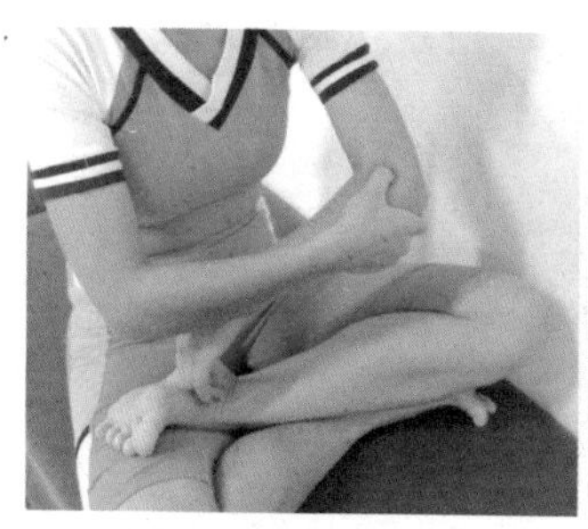

图4-8-9 按揉腧穴——曲池

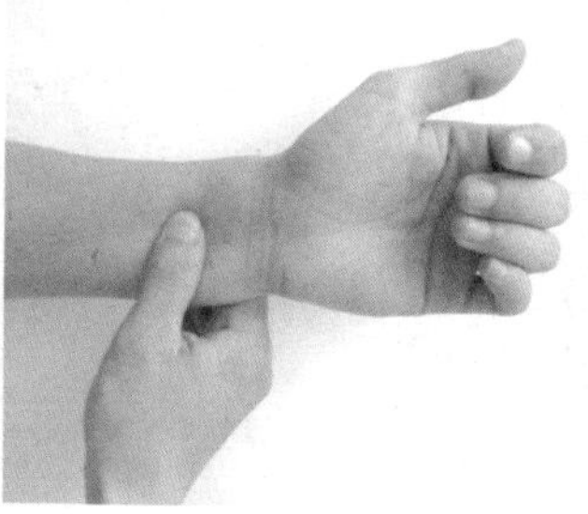

图4-8-10 按揉腧穴——内关

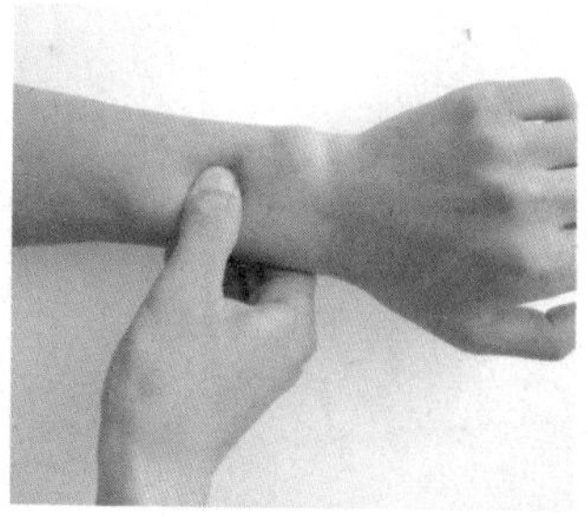

图4-8-11 按揉腧穴——外关

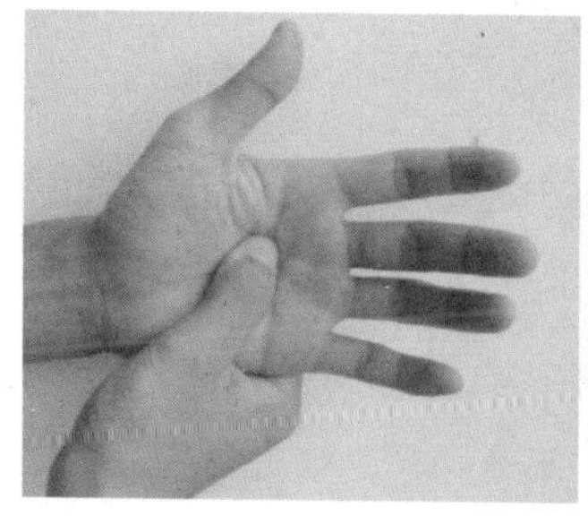

图4-8-12 按揉腧穴——劳宫

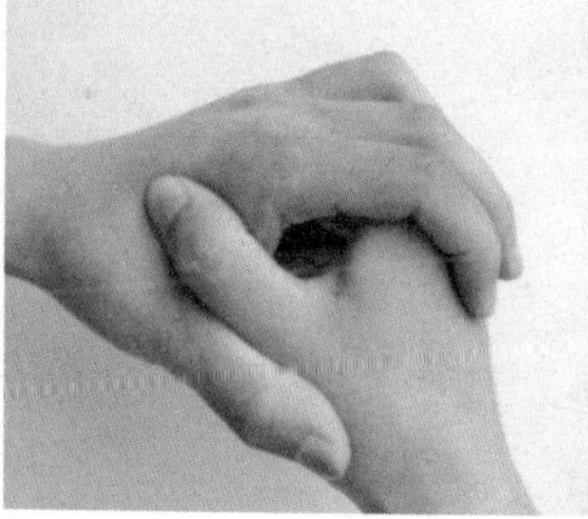

图4-8-13 按揉腧穴——合谷

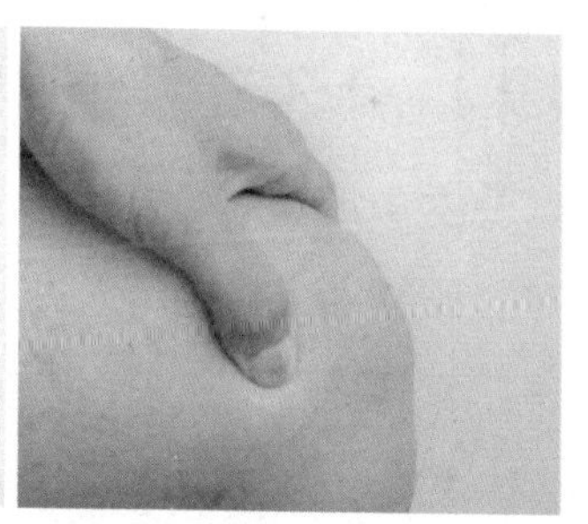

图4-8-14 按揉腧穴——梁丘

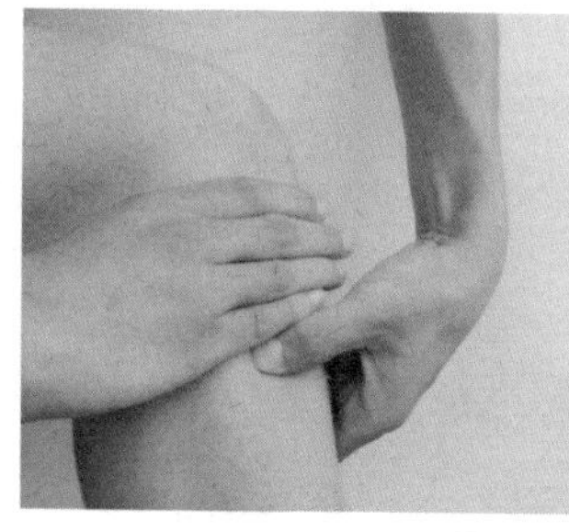

图4-8-15 按揉腧穴——足三里

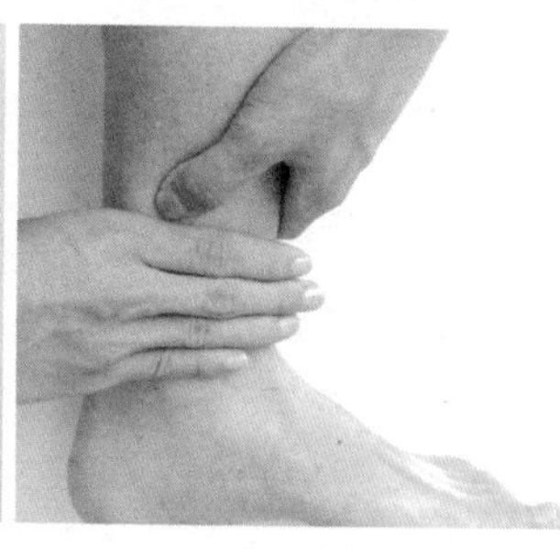

图4-8-16 按揉腧穴——三阴交

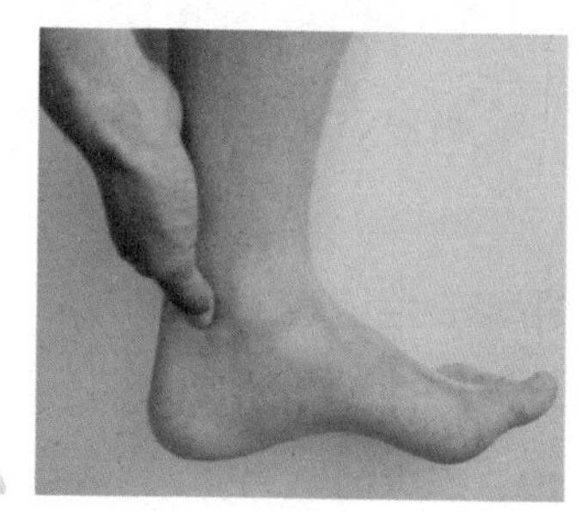

图4-8-17 按揉腧穴——太溪

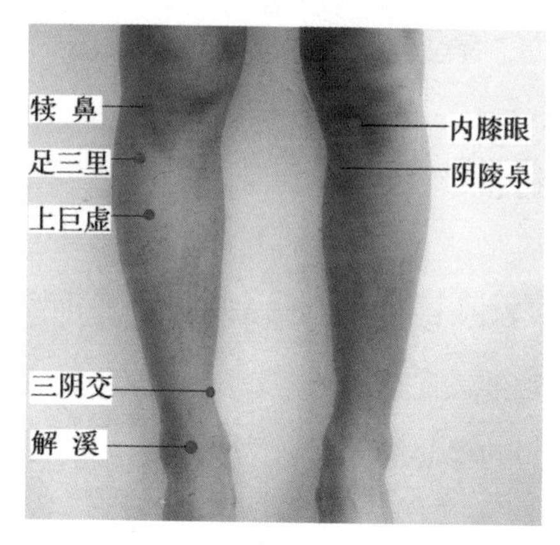

图4-8-18 下肢部分穴位

第五章

精神养生

01 什么是精神养生？

要实现健康长寿，除了要有健康的体魄之外，更重要的是要有健康的精神。精神养生法，是通过净化人的精神世界，自动清除过分的贪欲，改变自己的不良性格，纠正错误的认知过程，调节情绪，使自己的心态平和、乐观、开朗、豁达，以达到健康长寿。

02 精神养生的关键心态是什么？

善良、宽容、乐观、淡泊是精神养生的四要素。

(1) 善良是心理养生的营养素。心存善良，就会以他人之乐为乐，扶贫帮困；心存善良，就会与人为善，乐于友好相处，心中就常有愉悦之感；心存善良，就会光明磊落，乐于对人敞开心扉，心中轻松。心存善良的人，会始终保持泰然自若的心理状态。

(2) 宽容是心理养生的调节阀。人在社会交往中，吃亏、被误解、受委屈是不可避免的。面对这些，最明智的选择是学会宽容。不会宽容，只知苛求的人，其心理总处于紧张状态，从而导致神经兴奋、血管收缩、血压升高，心理、生理进入恶性循环状态。学会宽容就会严于律己，宽以待人，这就等于给自己的心理安上了调节阀。

(3) 乐观是心理养生的不老丹。乐观可以激发人的活力和潜能，帮你解决矛盾，逾越困难。而悲观使人陷入悲伤、烦恼、痛苦之中，让人在困难面前一筹莫展，严重影响了人们的身心健康。

(4) 淡泊是心理养生的免疫剂。有了淡泊的心态，就不会在世俗中随波逐流，追逐名利，也不会对身外之物得而大喜，失而大悲，更不会对世事他人牢骚满腹，攀比嫉妒。保持一颗平常心，一切有损身心健康的因素，都将不战而退。

03 长寿的人都有什么样的心理？

一热爱劳动。乐意从事力所能及的劳动，并能在劳动中品尝欢乐。

二快乐生活。对生活始终保持着乐观精神，能使平凡的生活充满欢乐。

三性格坚强。不怕困难，不怕挫折，从挫折中看到光明，把克服困难当成人生乐趣。

四情绪稳定。适应力强，不急躁，不忧伤，不激怒，凡事拿得起，放得下，遇事想得开。

五助人为乐。待人热情，富有同情心，谅解别人，乐于助人。

正是这些积极向上的心理特征使其始终保持泰然自若的心理状态，养成良好、规律的心理生活习惯，从而达到长寿的目的。

04 为什么养神重在静养？如何静养？

历代养生家认为调神摄生，首重静养；静养之要在于养心。心静则神清，心定则神凝，心神清明，则血气和平，有益健康。故养生莫过于养心。

生理学研究证实，人在入静后，生命活动中枢的大脑又回复到大脑慢波睡眠期的状态，也就是人的衰老生化指标得到了“逆转”。凡经过重大精神挫折、思想打击之后，又未得到良好的精神上的调摄，多种疾病的发病率都有明显升高。经常保持思想清静，调神养生，可以有效地增强抗病能力，减少疾病发生，有益身心健康。

静养方法主要如下。

(1) 少私寡欲。正确对待个人利害得失，节制对私欲和名利的奢望，可减轻不必要的思想负担，使人变得心地坦然，心情舒畅，从而促进身心健康。

(2) 养心敛思。养心，即保养心神；敛思，即专心致志，志向专一。只有精神静谧，从容温和，排除杂念，专心致志，才能做到安静和调，心胸豁达，神清气和，这样不仅有利于学习和工作，而且能使整体协调，生活规律，有利于健康长寿。

(3) 静坐调息。在每日纷繁生活和工作中留给自己一个安静独处的时间，闭目静坐，全身放松，配合调气叩齿咽津，静静地数呼或吸的次数。注意一定要专心，记清数目。练功者全身心都集中在呼吸之数上，自然就进入了入静的状态，达到心神合一，全身高度放松。

05 精神养生的基础是什么？

养成良好、规律的生活习惯是精神养生的基础。现代人不吃早餐、加班、熬夜越来越普遍，身体基本需求得不到满足，心理健康更是无法保证。

人的生理活动是有周期性节律的，我们称之为“生物钟”。如果能根据人体的生物钟安排作息时间，使生活节奏符合人体的生理自然规律，就可以保持充沛的精力，人也显得年轻有朝气。中医认为人应顺应自然的变化而变化。“天为阳，地为阴；昼为阳，夜为阴”，正常生活应该是白天工作学习，夜晚休息入睡。现在许多年轻人不分黑夜白天，晚上工作熬夜，白天睡懒觉，违背了人的生理规律，有损身体健康。

06 情绪变化对健康的影响是什么？

七情，即喜、怒、忧、思、悲、恐、惊七种情绪。七情太过，作为一种强烈的、超出人体适应能力的精神刺激，就会使脏腑气血功能紊乱而导致疾病。因此，《黄帝内经》中提出“喜则气缓，怒则气上，悲则气消，思则气结，恐则气下，惊则气乱”。

(1) 喜为心志。喜即快乐、心神愉悦。正常情况下，喜能缓和紧张情绪，使气血调和，营卫通利，心气舒畅。但是，喜乐太过又容易使心气涣散，精神不能专一，而影响心神的正常功能。

(2) 怒为肝志。怒即生气、气愤。肝为将军之官，体阴而用阳，质柔用刚，如果肝用不当，就会因怒而气乱；或因肝气升发太过，气机紊乱而致气血失调，形成疾病。

(3) 忧、悲皆为肺志。忧即发愁，悲即伤心、哀痛。忧、悲或自内生，或自外发。自内而生者，或因心胸狭窄，心神怯弱，多愁善感；或因己所不能，强思而忧；或因神不能受，思虑伤神而成忧。自外而发者，或因事出意外，但不能排解，即成忧悲；或因涉世不深，屡遭挫折，遂生忧悲，影响肺的宣发肃降，从而导致疾病的产生。

(4) 思为脾志。思即思虑、动脑筋。思是认识事物、处理问题的精神活动。思之太过，则使人气机郁结不行，引起种种疾病。《黄帝内经》有“思伤脾”、“思则气结”，即是指思虑过度的危害。

(5) 惊、恐为肾志。惊即害怕，精神受了刺激突然不安；恐即害怕，慌张不安。惊、恐是人受到突然刺激产生的一种紧张情绪和心理活动表现。如惊恐过久过重，则使人神志散乱。

07 如何调和“七情”？

(1) 顺情而调。“七情”是人体生理活动的一部分，是人体对外界客观事物的刺激产生的情感反应。人们不应该为了附和某些环境，而把自己的真实情感强行压抑。在适当的场合和时间，应当顺其自然，当怒则怒，当喜则喜，当悲则悲。

(2) 防太过不及。通过适当的方法化解，使情志活动不致太过或不及。不怒发冲冠，也不因思成疾等。从容应变，积极进取，是对付不良精神刺激的最佳方法。

(3) 情有所系。精神生活要有所寄托，尤其是中老年人更要把日常生活安排得丰富多彩。工作学习之时，专心致志，神用专一；业余时间要培养一定的爱好。

08 摆脱心情抑郁、烦躁有什么妙法吗？

听说过狐狸的“酸葡萄法”吗？寓言中狐狸见自己确实摘不到葡萄后，停了下来，斜眼望了望葡萄，很不屑地说：“这些葡萄根本没熟，特酸，我才不吃呢！”狐狸哼着歌走了。

“酸葡萄法”能使人获得心理满足，暂时放弃追求和欲望，心情就会开朗起来。这种“酸葡萄比拟法”，其实许多时候都可以用。比如：吃亏的人说，吃亏是福；丢东西的人说，破财免灾；侥幸逃过一劫的人说，大难不死，必有后福；受恶人欺负的人说，不是不报，是时候未到；卸任的官员说，无官一身轻。尽管有些未必可取，却让人忘记烦恼，心情开朗快乐起来。

人在旅途，难免遇到不愉快的事，而这些事儿会使人烦恼焦躁，情绪低落，出现消极心态。人在心情抑郁、烦躁时，思维容易变得狭隘、闭塞，走进死胡同。这时只要善于把握，用“酸葡萄法”进行自我安慰，及时调整心理状态，就能摆脱消极心态的阴影，化忧为乐，人生就会多些弹性和韧性，遇事不钻牛角尖，减轻精神压力，以积极的心态，投身到生活和工作中去。

09 消除寂寞有哪些妙招？

战胜心灵寂寞的最好方法就是让自己成熟一些，学会接受与面对现实。但如果你实在无法面对寂寞，不妨采取以下的方法。

(1) 找点事做。喜欢做什么便做什么，按你的心意而行，有助你驱除寂寞。当你全神贯注投入在自己最喜欢的事情上，自然能忘掉一切，再没有多余的空间让你自叹寂寞无奈。慢跑、写作、做小手工甚至弹琴等，最重要的是做你所钟爱的事。你也可以借此认识其他志趣相投的朋友，让你的情感有人“分享”。

(2) 回归自然。在大自然博大的怀抱里，可以使心灵平静安稳、和谐快乐。闲时在公园散步、慢步跑或踏单车。

(3) 工作勿过量。每天工作八个小时，可能仍不足，加班就会增加你繁重的工作。可以适当延长工作的时间，但切忌过量，凡事适可而止，过重的工作只会加重人的孤寂感！工作并不是逃避的良方，更佳的其他途径有：看话剧、听音乐、与友共聚等。

10 遇到烦心事时如何化解？

在生活或工作上，人们总是会遇到烦心的事，但遇到不尽如人意的事要学会靠自己来化解，这样才能真正拥有乐观的心态。遇到烦心事的时候，有三句口头禅可以帮你化解。不妨学学这三句话。

第一句："不要紧"。不管发生什么事，都要对自己说"不要紧"，积极乐观的态度是解决和战胜任何困难的第一步。

第二句："算了吧"。生活中有许多目标，可能您经过很多的努力都没能达到。但是只要自己努力过、争取过，结果就不重要了。

第三句："会过去的"。不管雨下得多大、连续下几天，总有晴天的时候。所以无论遇到什么困难，都要以积极的心态去面对，坚信总有雨过天晴的时候。

只有拥有良好的心态，才能使自己的心理更加健康，使自己的生活工作更上一层楼。

11 如何有效抑制"愤怒"这匹野马？

愤怒是野马，有时就是因一时的冲动，造成的后果却再也无法弥补。当愤怒上来时，如何把怒火压下去呢？

(1) 及时暂停。愤怒情绪的发生是短暂的，正在气头上时，可能对方说什么都是不中听的。首先要冷静下来，及时给自己叫个暂停，沉默一两分钟，再听听对方的说法。这是个很管用的方法，你不说话，对方认为你在倾听他的观点，这样不仅压住了自己的"气头"，同时也有利于削弱和避开对方的"气头"。让自己在愤怒边缘冷静下来，这是一个可以训练的能力。平时多重复几次，到了关键时刻就能让自己镇定下来。

(2) 换位思考。在人与人沟通的过程中，心理因素起着重要的作用，人们都认为自己是对的，对方必须接受自己的意见才行。如果双方在意见交流时，能够交换角色设身处地想一想他人，就能避免双方大动肝火。

(3) 转移注意力。一心无二用。从心理学上讲，一个人的注意力不能同时集中在两件事物上。当你受到会使你发怒的刺激时，你可以主动地接受另一种良性的刺激，这样有利于注意力的转移，避免愤怒。

12 你是否有点疑心太重？

在生活中，人们为了保护自己，对人对事都会有戒备之心，不过，如果一个人疑心太重，对别人的任何行动都有怀疑，认为别人居心不良，对人无益，对己也不利。

以下的10个问题，你是否也拥有其中的几个？

(1) 你是否会经常觉得别人不喜欢你？

(2) 你是否经常认为，你的家人和朋友在你背后说你的坏话？

(3) 你是否根据一个自己心目中定下的标准来对别人下评论？

(4) 你是否认为，大部分已婚夫妇在有机会又不会被别人发现的情况下，都一定会有对伴侣不忠的行为？

(5) 假如有人称赞你，你是否时常怀疑那些赞誉并非出自真诚？

(6) 你是否认为，大部分人在无人监督的情况下，工作中一定会偷懒？

(7) 假如你一时找不到自己的东西，你第一个反应是否认为一定是别人拿走了？

(8) 假如你需要帮助，你是否会向多方寻求帮助，而并非只相信某个人的意见？

(9) 是否认为大部分人之所以循规蹈矩，只是因为惧怕犯错误后被人发觉？

(10) 在需要留下自己的地址、电话时，你是否会犹豫、不安？

十个问题中有一到两点，说明你对人过于依赖，容易被人钻空子；三到七点，说明你对人怀疑和信任参半，非常正常；八到十点，则说明你的疑心太重，可能对生活造成不良影响，这时你应学习如何去信赖别人。

13 如何运用“自嘲”法来摆脱难堪境遇？

在生活中，每个人都有遇到过一些让人感到难堪的玩笑，如果不知怎样调节情绪，沉着应付，往往会陷入窘迫的境地。相反，如果采取适当的“自嘲”方法，不但能使自己在心理上得到安慰，而且还能使别人对你有一个新的认识。

如在一个舞会上，一位个头偏矮的男子去邀请一个身材窈窕的女子跳舞，可女孩却拒绝说：“我从不与比我矮的男子跳舞。”男子听后稍微一愣而淡淡一笑说：“我真是武大郎开店找错了帮手。”

“自嘲”使那位男性摆脱了窘境并扭转局面。可见，逃避嘲讽并不是超脱，而常常会引起心理不平衡。当别人嘲笑你时，你表现得怒不可遏，也只会引来更大更深的嘲笑。最好的做法是，也笑一笑自己干得很糟的事情，笑一笑自己长相上的缺陷，平息可能发生的风波，这样做，别人反而对你不敢轻视，甚至会感到自惭形秽。

当然，“自嘲”要掌握并运用好度，否则就成了自轻自贱。一个懂得掌握“自嘲”这种方法的人，就等于掌握了制造愉快和摆脱困境的能力。因此，在你的生活中，面对别人的冷嘲热讽，不妨试试使用“自嘲”这个方法，也许会收到意想不到的效果。

14 如何用“感恩法”为生活增添幸福感？

人生在世只想着痛苦、算计无疑是可悲的。正确的生活态度是，多关注生活中值得感激的事情，少想烦心事，“感恩疗法”能明显地增进人们的幸福感。生活中值得感恩的事情其实很多，如：家居周围的自然环境、孩子们的出生等。任何事都能带来生活的无尽欢愉，也值得感恩一番，感恩会让人“幸福感爆增”。

这种方法虽然简单，但要坚持。你只需每个晚上思考这一天值得感激的三件事情，记录下来，记录得越详细，收获就越大，持续一到两周便有明显效果。如果你想立竿见影，获取更强的幸福感，可以尝试“感恩行动”，例如给曾经支持过你，但你还没正式感谢过的人写感谢信，然后亲自把感谢信送去并大声宣读。如果你做了，你将发现，这样一次“感恩行动”能大幅提升快乐、减少抑郁症状长达一个月之久。

15 如何运用“宣泄养生法”？

人人都有烦心事，人生总有郁闷时。人对不良情绪忍耐克制，甚或郁闷压抑时，会对健康带来重大伤害。且郁闷越久、压抑越深，给身心带来的伤害就越重。

举重时力压在身上，有形负重易除；郁闷时气压在心头，精神重压难解。哲学家培根说过，如果你把忧愁向朋友倾诉，你将卸载一半忧愁。下面介绍些有效的宣泄方法。

(1) 倾诉法。找亲人、知己，把苦衷、烦恼尽情诉说，越淋漓尽致，越如释重负。请相信，不吐不畅，一吐为快。

(2) 哭泣法。眼泪能把体内有毒物质排出，人在痛哭一场后，如同倾盆暴雨后晴空万里，气平心静。此时，男儿有泪也该弹。

(3) 书写法。遇到挫折或心理压力，不便或不能向人倾诉时，可写日记。尽情地把忧心事倾泻在纸上，写完气消，顿感畅快，又不伤害他人。

(4) 运动法。可打球、游泳，甚或漫无目的地奔跑。当你汗流浃背、精疲力竭时，气消心亦平。比如不少女性在郁闷时大干家务，家务做好了，不良情绪也得到释放，一举两得。

16 中年人要克服哪三种惰性？

人到中年，随着阅历的增加，惰性心理也慢慢滋生，人到中年，应注意克服以下三种惰性。

(1) 心理惰性。步入中年后，心理上逐渐产生一种求稳怕变的趋势，遇事瞻前顾后，唯恐失去已取得的成就。此外，中年人上要养老，下要管小，生活的沉重负担，易使其陷入家庭的小天地，“人到中年万事休”的思绪袭上心头，“多一事不如少一事”的消极心理油然而生。心理惰性便如毒蛇缠身，导致目光短浅，甘居平庸。

(2) 行为惰性。随着岁月流逝，人到中年，其体力都在走下坡路，易疲劳，爱犯“懒”，生活上贪图安逸，工作上迷恋轻松。其实，惰性堪称人类健康之敌，懒惰可使人体生理系统，尤其是精神系统处于松弛状态，应急能力差，对外界环境适应力低，因而疾病就容易找上门来。

(3) 病态惰性。本来精力充沛、勤奋肯干的人，突然变得懒惰松懈，委靡不振，往往是疾病发生的先兆，医学上称为“病态惰性”。这种现象在中年人中不乏其人。

如何才能克服这些惰性呢？首先要心胸开阔，向往崇高的理想境界，平时注意劳逸结合。其次，加强锻炼，并适当参加一些娱乐活动，自然与惰性一刀两断。

17 老年人养生如何“养心”？

人的心理承受能力是有一定限度的。如长期处于不健康的心理状态，将会使自己的生活及生命受到影响。所以要想活得自在，祛病延年，注重养心为第一要务。

(1) 静心。人生在世，要有“淡泊以明志，宁静以致远”的高雅境界。明代《养生四要》一书中说得更为透彻：“心常清静则神安，神安则精神皆安，以此养生则寿，殁世不殆。”

(2) 清心。离退休之后，意味着自己不用在社会的大舞台上奋力拼搏，而是让位于年轻一代。因此，应该快乐养老，自得其乐。

(3) 宽心。历经坎坷的老年人，胸襟要像大海那样宽阔，能容下百川。即使遇到一些不顺心的事，也要达观对之，自我化解。

(4) 忍心。百事忍为上，能忍亦豪杰。容忍大度既可排除自己恶劣的心境，又能促进良好的家庭和人际关系，人也自然乐在其中。

(5) 用心。人老了不用工作，但也不能养尊处优，无所事事。而要多动脑筋，多些兴趣爱好，读些净化心灵的书报，可陶冶情操，心身康泰，活得潇洒，过得自由。

只要你有了以上的五种“心”，你的生活将更加轻松自在。

18 老年人如何让自己“越活越年轻”呢?

永葆青春是每个人的心愿，其实推迟心理衰老是完全可能的。

(1) 保持积极的精神状态。积极的精神状态，主要为进取心、希望、理想等，对防止老年人的心理衰老、保持心理健康具有重大意义。一个人有了进取心、理想，并充满希望、奋发向上，就能老而不衰，充满活力。老年人最好正视现实，向往未来，少回顾过去，并可以多看一些喜剧性的节目，多参加一些愉快的聚会，“笑口常开，笑脸常驻”，保持沉静乐观，愉快知足，莫说人非，避免老气横秋。

(2) 多用脑，勤思考。大脑是主宰人体各器官的司令部，大脑的衰老，必然导致各个脏器的衰老，并且大脑对人类的知识、智慧和思维具有重大影响。因此，老年人更要多用脑，勤思考，使脑细胞和组织器官不萎缩。

(3) 参加体育锻炼。体育锻炼不仅可以改善和加强老年人的生理功能，增强体质，增加抵抗疾病的能力，而且还可丰富晚年生活，增添生活乐趣，使精神振奋，心情愉快，提高信心，增强主动、积极安排好晚年生活的勇气和兴趣，从而增强老年人的心理健康。但是，体育锻炼选择的项目一定要适合自己的体质状况，否则害多益少。

(4) 处理好人际关系。对老年人来说，最重要的人际关系乃是家庭关系。在家庭生活中，家庭成员和睦相处，感情融洽，受人尊敬是老年人重要的心理支柱。

19 如何用休闲养生获得快乐?

保持良好的心理状态，会提高我们的生活质量。以下是一些有效的休闲养生方法。

(1) 幽默。培养幽默感。幽默能驱走烦恼，使痛苦变成欢乐，使尴尬变为融洽。

(2) 赏花。花草是美的象征，以眼赏花是用心灵的窗户进行心理按摩的好方法。置身花木之中，以花为伴，与花交友，顿使人心舒气爽，忘却心中不快，仿佛你的心中也会开出五彩鲜花来。

(3) 自娱。尽管现代娱乐生活五花八门，但它们无法代替自娱。家庭中，时不时开展一些娱乐活动，便能活跃家庭气氛，丰富家庭生活，密切老幼关系，亲人之间就多了互敬互爱，少了口角纠纷。

(4) 逗笑。一笑解千愁。笑是心理健康的润滑剂，是生活的一种艺术，它有利于消除心理疲劳，有利于活跃生活气氛。生活中有了笑声，就有了美的呼吸。

(5) 听音乐。古今中外都有音乐能疗疾之说。音乐可以陶冶情操，人可从音乐中获得力量。听音乐是一种美好的享受，能调节人的情绪，人们在享受美妙音乐的同时，情绪也得到最佳的调整。

20 在职场中如何轻松减压？

以下四项每天只要10分钟，掌握其中一项就能减轻职场心理压力。

(1) 静坐休息。哪怕一天里用5～10分钟安静地坐一坐，什么也不要做，把精力集中到周围的声音上，集中到自己的感觉上，对身体也是十分有益的。当你静坐时，心跳放慢、血压下降，也就是说，压力的症状有所减缓，有能力控制局势了。当局势失控时，也是压力最大的时候。我们无法改变过去，但能把握现在。

(2) 放声大笑。通过看笑话书能帮助肺的气机宣发肃降功能更加畅顺，能使一些致病激素下降，免疫力增强，这种效果能持续24个小时。有趣的是，当你预感即将大笑时，这种效果就已经开始了。

(3) 倾听音乐。当你接受一项重大任务时，听听你喜欢的任何旋律的音乐可以使紧张的情结得到舒缓。如果工作场所不能播放音乐，回家时听听 MP3或小收音机也可以放松自己。

(4) 多想点美好的事情。抽一点时间，哪怕只是5分钟，集中精神想想对你来说可亲的人或可喜的事，也可以构思一幅“安静休假”的画面。即使一些高度自我评价的单词或句子都是有效的。

21 精神养生要注意哪“八戒”？

精神舒畅的人，身体及各方面都更健康，对此精神养生需注意以下“八戒”。

一戒疑。疑心病者，总以为别人在暗算自己，一言一行都得提防，因此坐立不安、失眠。

二戒妒。妒忌别人的成就，不考虑怎样奋起猛追，却希望别人栽跟头。

三戒卑。觉得自己处处不及旁人，因此不喜欢和人共事，性格变得愈来愈孤僻、古怪。

四戒傲。自以为是，周围人对自己敬而远之，自己却自鸣得意，终将孤独空虚，无所寄托。

五戒躁。容易发脾气，常脸红脖子粗，或吵或闹，甚至骂人、打人、毁坏物件，然后心理上得到一种莫名其妙的满足。

六戒愁。整天生活在忧虑之中，愁容满面，心事重重。

七戒过慎。过于谨慎，时时提心吊胆，怕说错话，怕做错事，怕得罪人。

八戒悲。一生当中，一些不幸的事常常浮现在眼前，不觉悲从中来。

22 你懂得自我激励吗?

保持身体健康，除了积极地锻炼身体、合理饮食和起居之外，还应当有意识地训练自己进行积极的心理暗示，来点“自我激励”，尽量控制并消除消极的心理暗示。

(1) 多回忆过去愉快的事情，使自己保持平静而愉快的心情。

(2) 排除杂念，“今天感觉特别好”，吃饭前默念“这饭又香又好吃”，睡觉前默念“今晚一觉睡得香”，化疗时坚信“现代科技一定能战胜癌魔”，走路时念叨“生命在于运动”等。

(3) 利用想象力战胜疾病。癌症患者可以想象白细胞把癌细胞打得落花流水；吃药时默念“这药特别有效”。这样长期坚持，自己对自己的身体越来越充满信心。

对于病人来说，积极的心理暗示，会使其增强战胜疾病的信心，从而有益于病情稳定和症状消除。消极的心理暗示，则会使其抗病能力大大降低。若能长期坚持积极的心理暗示，身体对疾病的抵抗力增强了，更有能力与病魔抗争，保持身体健康。

23 改变春季抑郁症、焦虑症有哪些方法？

春季是抑郁症、焦虑症等各种心理疾病的高发季节。要预防、改变心理“感冒”这些心理状态，不妨试试以下六个“小药方”。

(1) 天气好的时候，多参加一些户外活动，晒晒太阳，心情会愉悦很多。

(2) 郁闷、不开心的时候，多找朋友聊聊天，将困惑的事情倾诉出来。

(3) 注意休息，保持良好的精神状态，这样处理起事情来更得心应手，增强满足感和成就感。

(4) 学会接受现实，以宽容、平静的心态对待每一天，积累下每一天的快乐，就会天天快乐。

(5) 适当降低期望值，特别是凡事追求完美的人。制定目标之后，可以将大目标分割成几个小目标，再一一实现。

(6) 出现负面情绪，不要恐慌，可以吃巧克力等自己喜欢的零食，先缓解焦虑情绪，也可以通过购物、运动等自己习惯的解压方式放松心情，但不要过度依赖。

24 人际关系对健康有影响吗？

答案是肯定的。人要保持心理健康，需要有和谐的人际关系。

要想拥有和谐的人际关系，就需要用心去体验自己的人际交往模式，即自己是如何与外界和他人互动的，是开放还是退缩，是接纳还是攻击等。在团体中，给大家提供一个机会，让大家能够去发现生活中那些对我们重要的人是如何影响着我们，我们又是如何影响着他们。当对自己的内在心理状态和外界人际关系有足够敏锐的觉察力时，一个人才能把握住自己的幸福，让自己变得和谐，也把和谐的状态通过人际关系传达给别人。如果每个人都能这样做，我们的社会就是一个和谐的社会。

25 内向性格者怎么获得良好的社交关系？

性格外向的人善于与人交往，他们在工作中把自己的长处发挥得淋漓尽致，受到同事们的青睐，这使不少性格内向的人也希望能够像他们一样成为单位中令人瞩目的“明星”。但内向者由于不善于表达，很难让同事了解自己，这一点让他们感到苦恼。以下三点为你解读内向者的心理。

(1) 要接受自己的内向性格。内向者谨慎、稳重，对问题思考较深沉，往往做事可靠，亦容易被别人所认可。所以，性格内向者首先要接受自己，认识自己性格上的优势，在生活、工作中用己所长。

(2) 有时可把别人对你的支配看成是信任。经常被人支配、安排多做事，你不要把它看成是“人善被人欺”，而要认识到这是别人对你的信任，这样心里就乐意了。所以，外向者善用嘴巴和言语交际，内向者则要善用手和行动交际，同样能有顺利和成功的人生。

(3) 在人际交往中学会倾听和赞同。在人际交往中，能认真听别人说话，对别人的正确意见表示赞同，对别人的长处和做出的成绩给予肯定的人，不管你是内向还是外向的人，都是受欢迎的人。

26 你知道拥有好心情的生活小窍门吗?

拥有一个好心情，其实也是很简单的，以下是五个让你时时拥有好心情的简单方法，你会轻松运用吗?

(1) 活在当下。与其和家人共进晚餐的时候担心明天要做的事，还不如更加关注当下——美食、伙伴以及对话。

(2) 大声欢笑。咯咯地笑出声来，可以增加安多芬等让人快乐的激素分泌，并降低压力激素的分泌。

(3) 去睡觉吧。快节奏的生活使人们难于保证有足够的睡眠。每天睡个午觉，或者是晚上早点就带着一本好书窝到床上阅读1小时后关灯睡觉，这比无数个泡泡浴或按摩都要更有益于你的情绪和人生。

(4) 一同哼唱。音乐有着无可比拟的缓和情绪的作用。研究显示，音乐能够刺激产生快乐感觉的那部分大脑。

(5) 学会说不。取消那些没必要而且你也不喜欢的活动，如果已经有足够的人手去张罗，那你就退出吧，让其他人来处理这些事。

27 二十招制胜坏心情！

不知是我们记性太坏，还是事实的确如此，生活中烦恼似乎总是比快乐多。不过没有关系，教你二十招解救你的坏心情，让你少一分烦恼，多一分快乐。试试看，原来快乐其实很简单的。

(1) 不必事事、时时进行自我责备。

(2) 拥有一两个知心朋友。

(3) 犯错误后可别过度内疚。

(4) 正视现实，因为回避问题只会加重心理负担，最后使得情绪更为紧张。

(5) 如果您觉得力不从心，那么应坚决地拒绝任何额外的加班加点。

(6) 有委屈不妨向知心人诉说一番。

(7) 常对自己提醒：该放松放松了。

(8) 少说“必须”、“一定”等硬性词。

(9) 对一些琐细小事不妨任其自然。

(10) 不要怠慢至爱亲朋。

(11) 学会“理智”地待人接物。

(12) 把挫折或失败当作人生经历中不可避免的有机组成部分。

(13) 实施某一计划之前，最好事先就预想到可能会出现的坏的结果。

(14) 回忆一下一生中最感幸福的经历。

(15) 常常看相册，重温温馨时光。

(16) 常常欣赏喜剧，更应该学会说笑话。

(17) 邀请性格开朗、幽默的伙伴一聚。

(18) 结伴郊游，或去公园或花园走走。

(19) 欣赏最爱听的音乐。

(20) 居室里时常摆放鲜花。

第六章

起居养生

01 何谓起居养生?

起居养生，主要是对日常生活包括居处、起居、安卧、衣着、劳作、防病等方面，进行科学安排及采取一系列保健措施，以达到生活愉快，身心健康，延年益寿目的的养生方法。

中医学认为“天人相应”，人与自然界是一个统一的整体，息息相关，自然界的各种变化，都会影响人的生命活动。疾病产生的最根本原因是机体阴阳失去平衡。因此，调理阴阳，以平为期。确保机体自身以及机体与自然界的阴阳保持动态的平衡，即可预防疾病的发生。所以，顺应自然界阴阳变化是人生活起居不可违背的基本法则。

02 你知道每天的最佳起居时间吗?

人一生的时间是由学习工作、休闲和睡眠三大部分构成的，而其中休闲时间只占了不到三分之一，合理地安排、利用时间对于人的健康保健显得尤为重要。

你知道每天的最佳起居时间吗?

(1) 起床时间。一日之计在于晨，早晨的时间很宝贵，应充分加以利用。而早晨阳气初生，气血始动，精神抖擞，而且现代研究发现早上5～6点时，肾上腺皮质激素开始分泌，血压上升，心跳加快，是生物钟的“高潮”，机体已苏醒。此时起床精神能很快进入饱满状态，学习效率高。

(2) 午休时间。在生活节奏日益加快的今天，睡眠已成为人们的“奢侈品”，必要的睡眠补充即午休显得很重要。这也符合中医养生家所倡导的“子午觉”，此时人体阳气最盛，阴气渐长，阴阳交替，宜适当休息。而以午餐15分钟后开始午休为佳。午休时间春、秋、冬季以半小时为宜，夏季以30～60分钟为宜。

(3) 睡眠时间。为保证良好的睡眠质量，应尽量在晚饭后2～3个小时上床睡觉，晚上最晚不超过11点为宜。此即中医“子午觉”的子觉。因为，此时人体阴气最盛，阳气渐起，阴阳交替，体温下降，呼吸减慢，处于生物钟的低潮期，机体处于低效率状态，需充分地休息。

03 你知道生活中的一些最佳的姿势吗?

(1) 坐的最佳姿势。背脊挺直，坐满椅子2/3处，将力量分摊在臀部及大腿处。不要长时间双腿交叉坐，否则血液循环不好，氧气供给不足，容易发生腿麻，久之危机会浮出表面的；也不能只坐椅子前端1/3处，因为重量全放在臀部这一小方块处，长时间下来会疲惫变形。

(2) 站的最佳姿势。挺背提肛举举腿。长时间站立，血液不易自四肢末端回流，造成臀部供氧量不足，还可能导致静脉曲张。所以要不时动一下，提肛、抬腿后举的动作可收臀并促进血液回流。

(3) 行走的最佳姿势。昂首挺胸，以小快步前行。昂首挺胸可以使人精神抖擞，增加自信。小快步前行可以促进腿部血液循环，增加肌肉活动量，使之健美。

(4) 思考的最佳姿势。平卧。因为平卧时人体脑部的血液供应最充足，肌肉与神经处于最放松状态，有利于脑细胞调整至最佳的思维状态。

(5) 睡眠的最佳姿势。右侧卧，腿自然弯曲。这样可以使全身肌肉松弛，有利于肠胃的蠕动，同时，可减轻对心脏的压迫。但孕妇应采取左侧卧位，因为右侧卧位会压迫腹部下腔静脉，不利于胎儿的发育与分娩；而迅速生长发育的婴幼儿则应该在大人的帮助下经常地变换体位。

04 你注意到科学刷牙的问题了吗?

许多人在口腔检查后心存疑惑：“每天都有刷牙，为什么牙齿还不干净呢？”其实，是没选对牙刷或刷牙方法不对。

首先，该如何正确选择牙刷呢？好的牙刷以直柄为宜，刷毛应软硬适度，毛束排列整齐，毛面平齐，刷毛顶端作磨毛处理。若刷毛已散开或卷曲、失去弹性，需及时更换。一把牙刷使用时间不宜超过三个月。此外，不要和他人共用牙刷。

其次，只有科学的刷牙方式才能有效消除牙齿表面的软垢及食物残渣，并起到按摩牙根的作用，从而预防和治疗疾病。

正确的刷牙方法如下。

(1) 竖刷法。将牙刷毛束尖端放在牙龈和牙冠交界处，顺着牙齿的方向稍微加压，刷上牙时向下刷，刷下牙时向上刷，牙的内外面和咬合面都要刷到。

(2) 颤动法。刷牙时刷毛和牙齿的角度成45°，使牙刷毛的一部分进入牙龈和牙面之间的间隙，另一部分伸入牙缝中，来回做短距离的颤动。牙刷刷不到的牙齿邻面，提倡用牙线来清除牙菌斑。

最后，刷完牙后，还应喝些白开水以冲洗口腔深部，因为单纯刷牙对舌根以后的部位起不到清洁作用。同时，一定要将牙刷清洁干净，尽量甩掉刷毛上的水分，将刷头向上放入漱口杯中，放在干燥的地方。

专家提倡“早晚刷牙，饭后漱口”，但不宜饭后立刻刷牙，因为进食后短时间内牙冠表面的珐琅质晶体变得松弛，若立刻刷牙，会把珐琅质晶体刷去，使牙齿易受损害。所以，饭后宜漱口，不宜立刻刷牙。并且每天刷牙次数不宜超过3次。最好每隔半年检查口腔，进行牙周清洁治疗，更有助于牙周健康。

05 你注意到科学洗脸的问题了吗？

面部保养也是养生应该重视的内容。面部有五官，五脏开窍于五官，面部的健康与否直接影响五脏功能。洗脸看似简单，但其实要讲究。而很多皮肤问题也是因为不正确的洗脸方式引起的。如何洗脸才符合养生？

(1) 毛巾的选择

以质地柔软、纤维细似纱布的面巾为佳。由于毛巾常沾有人的汗液、泪液等分泌物，而且长时间处于潮湿状态，长期使用旧毛巾的话，会给细菌入侵造成机会。所以，最好三个月左右换一块新毛巾。

(2) 怎样洗脸才正确呢？

先用30℃左右的温水湿润脸部，再使洁面乳充分起泡，然后轻轻打圈按摩，再清洁洗面奶，最后用冷水撩洗，用柔软的毛巾按干，切忌用毛巾上下来回搓。注意要从较干净的部位先洗，再洗较脏的部位。如先洗眼部，再洗口，最后洗鼻子（即由鼻子吸入少量水，再擤出）。这样冷热水交替清洗，可以加强鼻子对外界温度变化适应度，不容易感冒。此外，洗脸并非越频繁越好，而且最好不用脸盆，因为脸盆盛的水是静止的，脸与手的脏物都会洗到水中，若再以这水洗脸，就没有清洁的作用，所以用手捧流水洗脸较好。

当然对于不同肤质应该用不同洗脸方法：干性皮肤应减少洗脸次数，忌用碱性的香皂洗脸；油性皮肤应适当增加洗脸的次数，防止油污堵塞毛孔，洗脸后，用热毛巾敷10分钟。中性皮肤每日洗脸的次数以两次为宜。

06 为何发宜常梳理？

梳头不仅可以修饰头发、美化容颜，而且可以祛病延年，因此，古代养生家主张“发宜常梳”。常梳头对人体的好处如下。

(1) 发常梳可按摩头皮，牢固发根，加速头皮血液循环，增加营养的供给，以增加头发的弹性和韧性，防止分叉、折断及脱落，还能保持头发的光泽柔润，利于头发的生长。通过手的梳理按摩，可使头部气血流畅，可使头发光润乌黑，所谓“千过梳头头不白”(《诸病源候论》)。

(2) 中医认为“头为诸阳之会”，全身气血皆能上聚于头部。所以常梳头发可以疏通气血，清利头目。头部穴位较多，梳头触及的穴位，有百会、太阳、风池、玉枕、眉冲等几十个穴位，这些穴位经过梳头的按摩刺激作用，则有助于开窍宁神，改善情绪，增强记忆。对于一些长期伏案工作者，如感到头昏脑涨时，可立即用双手指梳理一番，会顿觉头脑清晰，耳聪目明。现代医学也认为经常梳头能不断刺激末梢神经，使大脑产生兴奋缓解疲劳，达到提神的效果。

所以，最好每天早上、中午、睡前各梳理头发一次，每次1～3分钟。平时有空也可以梳梳头发。

在梳子的选择上也要注意选择疏密适中的梳子，过尖过密的梳子容易扯断头发，损伤头发；而过于稀疏的又不能理顺头发和按摩头发。除了用梳子进行梳头外，还可用自己的双手指端来梳头。

07 为何耳宜常按摩？

耳与经络、脏腑有着密切的联系，《灵枢·经脉》篇具体记载了耳部经脉分布情况：大肠经别络入耳中；胃经上耳前部；小肠经入耳中；膀胱经的支脉至耳上角；小肠经从耳后出耳上角，支脉入耳中；胆经下到耳后，支脉至耳中，出耳前。手足三阳经脉都和耳相联系。阴经则可以通过经别合于阳经与耳相通。所以说："耳者，宗脉之所聚也。"人体的内脏或躯体发病时，往往在耳廓的相应部位出现压痛敏感、皮肤变形、变色等反应。诊断疾病可参考这些现象，并通过刺激这些部位可防治疾病。几乎全身各个脏器在耳朵上都有反应点，所以，按摩刺激耳部相当给全身做按摩，能起到养生健身的作用。

08 泡脚好处知多少？

脚被称为人的"第二心脏"，脚底密布神经末梢和微细血管，且脚底板是无毛皮肤，对各种刺激都非常敏感。中医学认为足部是足三阴经、足三阳经的起止点，与全身所有脏腑经络均有密切关系，脚上有反射区和众多穴位，当人们用热 水泡脚时，就会刺激反射区和众多穴位，起到疏通全身经络气血的作用。例如，我们熟悉的涌泉穴和太冲穴受到温热的刺激后，就能起到养肾护肝的作用。如果刺激脚底的大肠反射区，还能起到通便的效果。此外，泡脚使血液循环加快，让人出汗，不仅能解除疲劳，还能使某些毒素随汗液排出。因此，脚与健康关系密切。

一般来说，泡脚水的温度以38～43℃为宜。当然还要依据个体差异和泡脚时间长短来定，如心脏病病人泡脚的水温不宜过高。总之，以泡脚后感觉轻松、舒适为原则。最好在睡觉前泡脚，泡20分钟后配合足底按摩20分钟，则可以调节全身气血。

泡脚忌在吃饭前、后半小时，因为饭前泡脚会抑制胃酸分泌，饭后泡脚会造成胃肠血容量减少，均会影响消化。而且泡脚虽有益，但不适于每个人，尤其是感染性疾病的发热期、皮肤局部病变、严重骨质疏松等病人。

09 如何做到劳逸适度？

劳即劳作，逸即休息。劳和逸都是人体的生理需要。人体必须有劳有逸，但不能过度。孙思邈说："养生之道，常欲小劳，但莫疲及强所不能堪耳。"

过劳，不仅指体力劳动，还包括脑力劳动、房劳。如果用脑时间过长，就会感到精神疲惫，思维不敏捷，反应迟钝，记忆力下降。若没有得到及时休息调整，继续工作下去，就会引起过度疲劳。夫妻间房事过度，则会劳伤肾精。过劳易伤人，过度安逸同样可以致病。古人说"久卧伤气"、"久坐伤肉"，即贪逸无度，不进行适当的劳动和锻炼，易使机体的气血运行迟缓而不畅，脾胃受纳运化功能减弱，气血生成不足，抗病能力降低，食欲不振，精神委靡，易感染疾病。

如何做到劳逸适度？

(1) 注意体力劳动和脑力劳动相结合。只重视体力劳动，只会"四肢发达"，造成"头脑简单"；但也不应只注重脑力劳动，那样人就成了"温室中的花朵"了。

(2) 把握多样化的休息方式，可散步、聊天、唱歌、下棋等，也可以静坐养心。

(3) 体力劳动和脑力劳动时间和强度要适度。

总之，只有劳逸适度，动静结合，才能气血畅通、筋骨活动，使体魄强健，保持生命活力的旺盛。

10 日常生活中如何预防感冒？

(1) 自我预防。在生活起居中注意建立一个良好的防御屏障是最重要的。俗话说："病从口入"，感冒多是从口鼻而入。肺开窍于鼻，因此，要常按摩鼻沟以预防感冒，此法亦可减轻感冒后鼻塞症状。除此以外，常以盐水漱口杀灭口腔病菌；每日早晚冷热水交替浴面，以热水浴足，按摩足底涌泉穴，以提高身体抗病力；常搓手促进血液循环、疏通经脉，以增强上呼吸道抵御感冒的免疫功能。并及时根据天气变化添衣御寒。同时，结合适度的体育锻炼，并保证良好的睡眠，增强适应环境的能力和机体免疫力。

(2) 家庭防护。家是一个避风港，但同时也是传染的主要场所。所以要保持室内空气新鲜，注意通风。若发现家人患流感则应及时熏醋进行空气消毒，给健康人鼻孔涂抹大蒜液、服用玉屏风散或口服几瓣大蒜也可减少传染。

(3) 合理饮食。在均衡膳食的同时，可以多吃红色食品，如胡萝卜、南瓜、西红柿、洋葱、红苹果、红枣、柿子等含有丰富 β-胡萝卜素的果蔬，因为其具有捕捉人体内氧自由基、参与维生素 A的合成等多种功能，还能增强人体巨噬细胞的活力，起到防御感冒的作用。感冒时饮食要清淡，宜进食藕粉、稀饭、米汤、新鲜蔬菜和水果。

现在研究表明，服用预防药物也可降低感冒的发病率。而且，流感疫苗已进行临床试用，疫苗安全，效果较好，体质较弱的人也可以提前注射疫苗来预防感冒。

11 看电视要注意什么？

(1) 注意看电视的时间。看电视的时间不要过长，以不超过2小时为宜，最好每小时休息一会儿，做眼保健操，并不时看看远景，做做头部运动，耸耸肩或闭目养神。另外，看完电视后要马上洗脸，以防由于屏幕的静电效应而在脸部积落灰尘，影响皮肤健康。

(2) 注意看电视的姿势和位置。以坐着看电视为宜，不宜躺着看电视，因为躺着会使眼部肌肉在长时间受电视光线和节目的刺激而处于紧张收缩的状态，久而久之，引起视神经和咽部肌肉疲劳而导致近视。电视机高度应略低于视线，人与电视机的距离一定要在2米以上。房间照明要适度，不可太暗。

(3) 注意天气变化。在打雷暴雨天不宜看电视。

(4) 注意看电视不过度迷恋。因为过度迷恋，容易打乱正常的起居。

12 你留意这些日常小卫生了吗?

古话说得好:“千里之堤以蝼蚁之穴溃”。因此,我们要留意以下这些日常小小的“蝼蚁之穴”。

(1) 不要饭后用牙签剔牙。因为那样对牙齿的牢固不利,会使牙周组织长期受物理刺激,造成反复溃烂和细菌感染。久而久之,会导致牙周炎、牙龈萎缩和牙齿松动。因此,牙缝里塞有食物残渣时,可以用漱口或刷牙的办法解决。

(2) 不用手挖鼻孔。因为这样容易造成损伤,而且人的指甲是最容易藏污纳垢的地方,隐藏着许多致病菌等。挖鼻孔时易将它们带入鼻腔,引起鼻炎、鼻窦炎等。特别是鼻子还处于面部“危险三角区”中,鼻腔感染后有可能引发颅内感染导致脑膜炎或败血症,甚至危及生命。

(3) 耳朵不宜常掏。因为耳朵里的耳屎不多,就会在说话或运动时,自行掉出来。如果耳朵被大块耳屎堵塞,可以用棉签或耳勺轻轻把耳屎带出。尤其不可经常用火柴梗、小手指等掏耳朵,因为这样会增加外耳道及鼓膜的损伤概率。

(4) 如厕时不宜看书报。因为如厕时看书报会分散人的注意力,忽略便意,意识会抑制排便,使排便时间延长,而且蹲或坐的时间过长,容易导致盆腔瘀血、痔静脉曲张而形成痔疮。还会使排便动作不协调。长此以往,直肠对粪便的压力刺激失去正常的敏感性,容易造成排便困难。此外,厕所里的环境较差,长时间处在里面,也对健康不利。

第七章

睡眠养生

01 何谓睡眠养生?

睡眠养生是依据自然阴阳变化规律，采用合理的睡眠方法，以保证睡眠质量，恢复机体，蓄养精神，从而达到防病治病、强身益寿目的的养生方法。在生活节奏日益加快的今天，很多人睡眠不足，而由此所引起的失眠等健康问题正在不断地加重。所以睡眠养生是科学养生保健不可或缺的重要内容之一。

中医认为人阴气盛时入眠，阳气盛时醒来。《黄帝内经》中说夜半子时（即夜里11点至凌晨1点）是一天中阴气最重、阳气渐长之时，阴主静，所以夜半应长眠。晚上11点以前入睡，最能养阴，睡眠效果最好，可以起到事半功倍的作用。午时（11点至13点）是“合阳”时间，阴阳交替，阳气最盛，阴气渐长。这时适当休息30分钟最能养生，这就是中医提倡的“子午觉”(图7-1-1）。现代研究发现早晨5~6点是人体生物钟的高潮期，晚上10~11点体温下降，呼吸减慢，处于生物钟的低潮期。因此通常早晨5~6点起床，晚上10点左右就寝较合适。

02 睡真的比吃重要吗?

一个人如果只喝水不进食，可以存活7天，但是4天不睡觉的话，就容易造成生命威胁。历代医家对睡眠有很多论述，其作用可概括为四个方面。

(1) 睡眠可以消除疲劳。睡觉时，人体精、气、神皆内守于五脏，五体安舒，气血调和，体温、心率、血压下降，呼吸明显减少及内分泌功能明显减低，从而使代谢率降低，体力得以恢复。

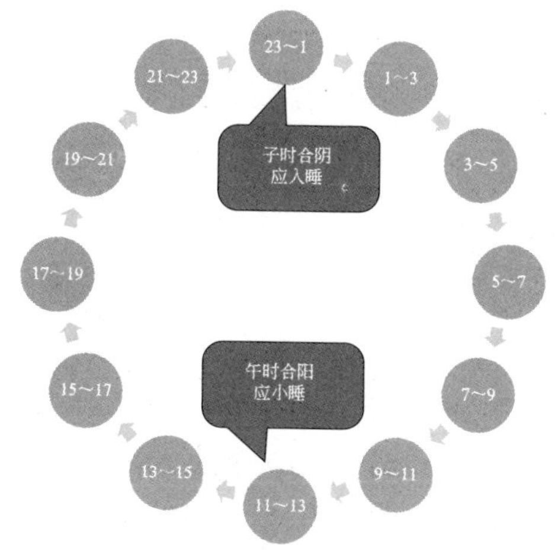

• 图7-1-1 一天24小时循环图

(2) 睡眠可以保护大脑，是大脑休息的一种重要形式。大脑在睡眠状态中耗氧量大大减少，利于脑细胞储存能量，以恢复精力，提高脑力效率。睡眠不足者，易出现烦躁、激动或精神委靡、注意力分散、记忆力减退等精神神经症状，长期失眠则会导致幻觉等。因此，睡眠有利于保护大脑。

(3) 睡眠有利于疾病的康复。睡眠时能产生更多抗原、抗体，以增强机体免疫力，加快各组织器官的自我修复，可以治疗顽固性疼痛及精神病等。而且人体细胞分裂的高潮是在夜间入睡以后，如果睡不好，人体很难控制细胞在分裂过程中发生突变而成为癌细胞。故良好的睡眠还有利于防癌。

(4) 睡眠能促进儿童发育和妇女皮肤的改善。在足够睡眠的慢波睡眠期血浆中的生长激素分泌较旺盛。睡眠还有美容作用。在睡眠过程中，皮肤表面分泌和清除能力加强，毛细血管循环增多，加快了皮肤的再生；女性雌激素分泌也是在深度睡眠状态尤其是晚上10点至凌晨2点间最多。所以说，睡眠是皮肤美容的基本保证。

03 你准备好睡眠了吗?

人的一生有三分之一的时间是在睡眠中度过。正因为适度的睡眠能怡养心神，与其在疲劳之后才去休息，不如在疲劳之前就注意休息。那么你准备好睡眠了吗?

(1) 注意睡前饮食。不要过饱或过饥，尤其要远离咖啡、浓茶、酒精和香烟等，以免因胃部胀闷不适而造成睡眠不安稳，即所谓“胃不和则卧不安”。

(2) 睡前做好准备工作。刷牙、洗脸，使口腔清洁，头面部气血流畅；最好能洗个热水澡或用温（热）水泡脚，并按摩脚心，以促进气血流通，除烦宁神，助睡安眠。

(3) 让床的作用“单一化”。少在床上看书、玩电脑、看电视等。因为如果常在床上进行其他活动，会破坏定时睡觉的习惯。

(4)“先睡心，后睡眼”。睡前要注意保持心情平静，全身放松，摒除一切杂念，不要看紧张的影视或趣味盎然的小说等，切忌七情过极，以创造良好的睡眠意境，保证良好的睡眠。

(5) 注意睡姿。一般采用侧卧位，可使全身肌肉松弛，也有利于肠胃的蠕动。多提倡右侧位睡眠，这样可减轻对心脏的压迫。但孕妇应左侧卧位，因为左侧卧位最利于胎儿生长，可以减少并发症的发生。

04 每天必须睡足8小时吗?

合理的睡眠时间有很大的个体差异，所以睡眠时间要因人而异地进行合理安排。一般刚出生的婴儿除了吮乳和啼哭之外，绝大部分时间都在睡觉，其睡眠时间可多达18～20小时。以后随着年龄的增长，睡眠时间渐短，到学龄期只需9～10小时。进入青年时期，每天有8小时左右的睡眠时间即可。人至老年，肾气衰减，阴阳俱虚，一般是夜间睡眠时间较短，不易入睡，睡后易醒，且常有“昼不精，夜不瞑”的少寐现象，使老人睡眠不深，质量下降，故睡眠时间要适当延长，每天可达9～10小时。

一般来讲，一个健康成年人每天应保证8个小时左右的睡眠时间。睡眠质量好与不好，除时间长短外，关键在于睡眠的程度以及醒后的感觉。若睡眠程度浅，还夹杂噩梦，或被惊醒，那么起床后仍会感到头昏脑涨、疲乏无力，说明睡眠质量不好；若睡眠程度深，醒后疲乏消失，全身舒适轻松，头脑清晰，精神焕发，说明睡眠质量好。充足的睡眠，睡眠程度深，有益于健康长寿。

05 如何自疗失眠？

失眠，常因人们在日常生活中遇到一些干扰因素而出现的入睡困难、睡眠中间易醒及早醒，甚至整夜不眠等症状，使患者对睡眠时间和／或质量不满足并影响白天社会功能的一种主观体验。常伴有精神疲劳、头昏眼花、头痛耳鸣、心悸气短、记忆力不集中、工作效率下降等一系列临床症状，并可能诱发一些身心疾病。

对于失眠症患者只要改善睡眠环境，睡前不吃东西，保持情绪平和，思想宁静，精神内守，创造一个良好的睡眠的意境，多可改善。同时，注意平常不要久卧不起，中医认为“久卧伤气”，睡眠太多会出现头昏无力，精神委靡，食欲减退，不利于睡眠与健康。

最重要的是不依赖安眠药，保持平常而自然的心态，身心松弛，则有益于睡眠。或者在睡前两小时左右洗个澡（热水澡）或泡个脚。或吃些催眠食物，如牛奶、核桃仁、桂圆、莲子、大枣等有助于入睡。或者每天按摩太阳穴、百会穴数次，用保健木梳梳头5分钟的保健方法，从而保持心情舒畅、解除烦恼、消除思想顾虑，失眠自然与你无缘。

若因出门在外，不适应环境而致失眠，应先有思想准备，主动调适，不致因紧张、担心而睡不好。其实只要就寝时不言谈，不思索；排除杂念，“先睡心，再睡眼”；保持卧室环境清静，空气新鲜，床铺硬软适宜，则能提高睡眠质量。

06 怎样的卧室环境有利于睡眠？

(1) 床的摆放很重要。不宜把床摆放在靠近家电的地方，因为家电工作时会产生电磁波、辐射，对人体健康影响很大，而且床的摆放最好是东西走向，这样可以减轻地球磁场的作用。

(2) 卧室要保持通风透气。最好每天晨起和晚睡前适当开窗通风或用换气扇换气。如果卧室里安装了空调，那么还应每周至少清洗一次空调的过滤网，每年至少请专业人员彻底清洗一次。而且不要在卧室里吸烟，以免影响空气质量。

(3) 注意床上用品的保洁。由于人体皮肤每天分泌的汗液、皮屑以及空气中的灰尘，都会不断地飘落到床上用品上，因此，要定期清洗床上用品、晾晒床单等。而且，睡觉前最好先换上宽松柔软的睡衣，这既有利于进入睡眠状态，又能避免外界粘在身上的尘埃、细菌等物质污染床铺。

07 高枕真的无忧吗?

俗话说“高枕无忧”，事实上，枕头的高度太高容易使颈椎处于过度弯曲状态，久之会影响脊柱健康，而且会导致落枕、打鼾、呼吸不畅等；而太低则使头部充血，醒后易感头胀头痛、面目水肿，所以高低要适度。枕头高度要符合个人的肩宽，即仰卧时枕高约一拳。除了注意枕头的高低适度，人们养生防病还可通过药枕疗法达到呢!

药枕疗法是将能清利头目、清热解毒、养心安神的中药材装入枕中，睡时枕之，是治疗疾病的一种民间疗法，多用于治疗头颈部疾病，如头痛、目赤、耳鸣、项强及颈椎病等。药枕作为中医防病健身的手段，具有悠久的历史。如清热 明目的菊花枕、荞麦皮枕、蚕沙枕；镇心安神的磁石枕、琥珀枕；还有绿豆皮、决明子、桑叶、小米等做的药枕，明目开窍，用于防治头痛头风、中暑等；薰衣草枕缓解情绪，促进皮肤新陈代谢，使人精神放松，并有改善头痛及失眠的功效；薄荷枕能清利头目，可用于头痛、牙痛、鼻炎、咽喉炎、高血压等疾病，并有防暑降温的作用。药枕对头面、五官、颈肩等部位的疾病疗效较好，可以根据不同体质、不同季节、不同年龄来进行选择。

08 睡中打鼾正常吗?

睡中打鼾是由于气流通过狭窄的呼吸道后震动软腭、咽喉部周围的软组织产生的。打鼾几乎是一种司空见惯的生活现象，给人的印象是这个人一碰到枕头就打鼾就是睡得很香。打鼾的人确实睡眠比较深，可是常打鼾对健康有危害吗?

研究发现长期打鼾的或者打鼾严重的人往往都伴有睡眠呼吸暂停综合征，

即在睡眠的全过程中出现呼吸暂停，血中氧气减少，所以整夜吸进去的氧气比正常人少很多。久而久之，头部供氧不足会影响记忆力。所以打鼾的人要注意检查是否患有睡眠呼吸暂停综合征。若有则应就医，进行必要的治疗；若没有，也应积极防治，因为打鼾本身增加了脑血管病的发生率，还不利于脑血管病的恢复，增加了脑血管病的死亡率。该如何防治打鼾呢？

(1) 多数打鼾者是由于过度肥胖而致打鼾。因此，减肥是一个有效途径。

(2) 睡前避免服用镇静、安眠和抗胆碱药物，睡前4小时内避免饮酒。

(3) 睡觉应采取侧卧位。一般来说，仰卧位容易打鼾，所以，可以在背部放置网球或小皮球等强制其采用侧卧位。睡觉时还可将床头抬高10厘米，避免使用会使颈部屈曲的厚枕头，这样可以减轻打鼾。

(4) 若是因鼻部的炎症充血、肢端肥大症或甲状腺功能减退等引起打鼾，应先治本，消灭病因即可。

09 醒来起床前的健康小技巧有哪些？

一日之计在于晨，在早起时养成一些良好的习惯，对健康有利无弊。

(1) 测量基础体温。对于女性而言，测量基础体温能监测女性激素的变化，有助于发现一些妇科疾病。具体方法是：睡眠时间保持至少6小时以上，睡前把体温计甩到标度以下，放在床边随手易取处，然后在每天醒来起床前把体温计置于舌下测量。至少持续测量2 ~ 3个月经周期。

(2) 思考问题或回忆。因为醒来起床前，没有任何外界因素干扰，心情平和，脑细胞处在最佳的思维状态，人的思维与记忆力最好，有利于思考问题或回忆。

(3) 醒来不急于起床。早晨醒来，阳气未盛，气血未充，若猛然起身会使气血上逆，造成血压突然变动，易致头晕无力等症状。这就是现代医学说的“体位性低血压”。应先睁开眼睛，然后稍微活动一下四肢与头部，使精神清醒后，再慢慢起身离开床铺。

第八章

二便、服饰、沐浴养生

01 二便通畅对健康的作用是什么？

大、小便是人体内食物残渣、机体代谢产物和有毒物质的主要排泄途径，二便正常与否，直接影响到人体的健康，所以有“要长生，二便清”之说，“清”是指两便通畅，能够及时排泄的意思。

中医养生学认为，大便如果秘结不通，排出不畅，可导致废气上冲，使人体气血流通混乱，脏腑功能失调，因此而产生或诱发多种疾病。肠中的残渣、浊物（废物）要及时地排出体外，才能保证机体的生理功能正常运转。如果大便经常秘结不畅，体内废物及有害物质就会在体内积蓄，可导致浊气上扰，诱发头痛、牙痛等，腑气不通导致腹胀、腹痛、痔疮等，胃肠疾病、肿瘤等亦与便秘有一定的关系。

小便是水液在体内代谢后以废水的形式排泄的主要途径，如小便不通则水湿在体内潴留而生内患。现代医学研究也证实，二便未能及时排出体外而在体内蓄积的氨、苯酚、肌酐等有害物质和毒素，会对人体的健康造成危害。因此，只有二便通利，机体代谢废物得以排泄，才是保证身体健康的重要前提。

02 保持大便通畅的方法有哪些？

大便养生是要注意保持大便的顺畅。食物代谢后的残渣、废物通过大便的形式排出体外，因此保持大便通畅也是养生保健的重要内容之一。保持大便通畅要注意以下几个方面。

(1) 定时排便。养成定时排便的习惯，一般在早晨起床后或晚上临睡前排便较好。因为这两个时间不易受外界因素的干扰。久而久之，则可养成按时排便的习惯。

(2) 顺其自然。所谓自然，是当有便意时尽量做到轻松、顺畅、及时排出，做到有便不强忍，无便不强挣。忍便和强排均不利于肠道健康，会导致直肠静脉充血，引起痔疮、肛裂、肛瘘等疾病。

(3) 讲究肛门卫生。一是要使用清洁、柔软的卫生纸。二是大便后及时用温水清洗肛门，或每晚热水坐浴，不仅可以保持肛门清洁，而且有利肛肠血液循环。

(4) 运动和按摩。运动和按摩可以舒畅气血，增加大、小肠蠕动，有通畅大便的作用。可选用太极拳、腹部按摩保健法等锻炼。此外，提肛运动是一种中医养生学重要的健身方法，简便易行，能促进排便，维护和加强肛门的功能。

(5) 综合养护。如调摄精神，保持情绪安宁；调理饮食，多素少荤，粗细结合。在食物中，燕麦粥通便功效较好，尤适宜老年人。因为燕麦不仅有通便作用，还能降低胆固醇、甘油三酯，也有减肥效果；对有便秘者，可辅以药物如黑芝麻、决明子等对症治疗。

如果能做到上述各项，就能有效地保持大便通畅。

03 保持小便通畅的方法有哪些?

小便养生是要注意保持小便清利通畅。

(1) 及时排尿。排尿是肾与膀胱气化功能的表现，是一种生理反应，因此有尿时要及时排出，不要用意志强忍，否则会损伤肾与膀胱之气，引起病变。另外排尿时也不要用力屏气过度，以防出现排尿性晕厥。总之要及时排尿，以顺其自然为好。

(2) 适度饮水。平时注意保持口腔湿润，不要等到口燥咽干时才痛饮，特别是在炎热、干燥季节更要注意补充水分，以维持小便的清利通畅。

(3) 导引按摩

① 导引强肾。吸气时缓缓收缩肛门，呼气时慢慢放松，待口中津液逐渐增多，可将津液徐徐咽下。久而久之，可养护肾气，防止小便不畅或尿频失禁等。

② 端坐摩腰。身体端坐，两手搓热后紧按腰部，用力搓30次，以腰背部

发热为佳。“腰为肾之府”，此法有疏通经络、强腰健肾之功。

③ 仰卧摩腹。躯体仰卧，调匀呼吸，搓热两掌，在腹部丹田处按摩30次。丹田乃人之真气、真精凝聚之所，此法有益气之功。

04 何谓服饰养生?

服饰养生是指据天气变化选择合适的衣着及适时增减着装。

衣服有保温抗寒、护肤防暑等功能。从养生角度而言，要注意以下几点。

(1) 衣着要合体，若过于宽松，衣不着身，活动不便，且易中风寒；过紧则使人臃肿笨拙，阻碍气血流畅，甚至引起血管压迫、发育不良等疾病，有损于健康，尤其是生长发育旺盛的青少年以及老年人。总之，以轻、软、穿、脱方便为宜。

(2) 选料要恰当，以发挥服饰的保健功能。御寒，宜选保暖性能好、透气性小的纺织材料，如毛、棉等；防暑，宜选透气、吸湿性能好的衣料，如真丝等。在色泽的选择上也应注意，一般颜色越深，吸热性越强，反射性越差；颜色浅则相反。所以夏天宜着浅色，冬天宜着深色。

(3) 衣着要适应季节的变化，俗话说“冬穿棉，夏穿单”。此外，冬天还要注意关节局部的保暖，必要时可戴上帽子、护腰等；夏季虽热，但仍需护胸背，使用空调、电扇等还要注意肩、背、关节的防寒。春秋天应适应渐变的寒热天气，不可骤然脱去或增加过多衣服。此即“春捂秋冻”。

(4) 着帽亦讲究。“头为诸阳之会”，中医认为全身阳气汇聚于头部，在寒冷季节应戴帽以防阳气耗散。同时帽子应大小适宜，以不影响头部的透气、排汗。

当然，也要重视衣着的清洁卫生，因为衣着清洁能增进健康，防病延年。所以要勤洗澡，勤换衣物。

05 高跟鞋也会影响养生吗?

穿高跟鞋使女性自然昂首挺胸、直腰收臀，走起路来步态优美，且使美腿更显修长，身材更加高挑，为女性的性感起到锦上添花的作用。但同时，高跟鞋易致疲劳、脚部酸痛、扭伤等，长期还会导致腰酸背痛等不良症状。如果必须长期穿高跟鞋，那么高度最好在3～5厘米，健康的极限是7厘米。尤其对于青春期的女孩，骨盆未完全闭合，足弓尚未成形，重心在内侧。此时穿高跟鞋，会使足弓弧度发生改变，重心前移，时间一长，易形成扁平足，还会发生鸡眼、骨刺等疾病。所以，少女的鞋跟高度以3厘米为佳，尤以坡跟为好。但最好还是穿平底鞋，有良好的透气散热、防寒保暖等功能，并有一定的防震和缓冲作用，以保证自己健康发育。因为只有建立在健康的基础上，才是真正的美。

06 什么是沐浴疗法？

中医认为，沐浴有发汗解表、行气活血、祛风除湿、舒筋活络等作用，而且可以促进人体机能的恢复，对于神经、血液、经络能起到良性刺激的作用。

体质弱的人、妇女月经期及妊娠期或患有心血管疾病者，不适宜冲冷水浴，尤其在冬季。还要正确掌握沐浴的宜忌，才能更好地达到防病治病、养生保健的目的，防止因沐浴不当导致的意外事故。

(1) 应该避免空腹、饱餐后、酒后等情况去沐浴。

(2) 患有心脏病、高血压或肾病者不宜进入浴池洗澡，最好改为淋浴或擦浴，以防发生意外。

(3) 冬天用热水器洗澡时，要注意通风透气，防止煤气中毒，热水浴时间不宜过长。

(4) 沐浴的时间间隔除夏天每天一次外，其他季节每周洗两次即可，因为洗澡过勤易导致疲劳、皮肤瘙痒等，对身体健康不利。

07 洗澡也能治小病？

洗澡是人们日常生活中习以为常的活动。但你知道吗？洗澡不仅可以清洁身体表面，祛除尘埃、细菌，还可以治疗一些小病。

(1) 肌肉疼痛、脖子僵硬。在疼痛的部位以40℃左右的热水淋5分钟左右。特别是容易疼痛的头、肩和腰部，可以边冲边做按摩，以促进血液循环。

(2) 手脚经常冰冷。用冷、热水交替冲浴，使皮肤血管扩张，促进血液循环，即先用热水充分暖身后，再用冷水冲几秒钟，反复5遍。

(3) 消化不良、食欲不振。在饭前半小时洗澡，待身体暖和后，用热水在胸口周围喷水，刺激胃部。或者在40℃以下的热水中泡澡，同时进行腹式呼吸，然后用稍冷的水刺激腹部，能促进胃液分泌，提高食欲。

(4) 急性腰痛。不宜马上洗澡，否则会加剧疼痛。应在疼痛缓解后，在40℃的热水中浸泡10分钟，有助于消炎止痛。其他腰痛可用热水在腰部周边来回冲浴，最好边冲边缓慢地做腰部伸屈运动。

(5) 便秘。用手掌在腹部按顺时针方向按摩，同时做腹式呼吸，用水冲洗腹部，可治疗慢性便秘，防治痔疮。

08 温泉浴对人体的养生作用有哪些？

泉水是一种由地壳深层自然流出或钻孔涌出地表、含有一定量矿物质的地下水，是大自然所提供的健身祛病的宝贵资源。当泉水的温度高于当地常年平均气温即称为温泉。温泉浴是健身护肤的最佳沐浴方式之一。

我国运用温泉浴摄生保健的历史久远。中医理论认为温泉多是性味辛热有微毒，具有除疥痒诸疮毒、温通经络、疏畅气血、化瘀舒筋、愉悦精神、舒展情志、增强体质等功效。温泉浴是治疗一些皮肤病较好的方法。各温泉因化学成分不同，作用也不一样，如硫黄泉用于治疗皮肤病；碳酸氢钠泉及硫酸钠泉主要用于治疗消化系统疾病；碘泉用于治疗妇科病及循环系统疾病等。所以应根据自己的情况及不同温泉的不同养生作用而有所选择，从而达到祛病强身的目的。

09 什么人不宜泡温泉？

温泉浴虽有很好的保健和辅助治疗作用，但它并不适用于每个人。

(1) 青年男子不宜过多进行温泉浴或热水浴。因为水温可提高阴囊和附睾的温度，可能对精子发生和成熟产生障碍，从而影响生育功能。

(2) 对于温泉浴不适应者。不适应者会出现温泉浴反应，即出现全身不适、疲劳、心慌、眩晕或病情加重。患处疼痛、肿胀、活动受限的人，应停止沐浴，不宜继续泡温泉。尤其要注意老人和体质虚弱者常会有温泉浴反应，应谨慎泡温泉。

(3) 注意温泉疗法的禁忌证。溃疡病的出血期、重症糖尿病、晚期高血压、严重的心功能不全、心力衰竭、心肌梗死急性期、肝或肾功能不全、各种肿瘤、各种急性发热性疾病、急性传染病、活动性结核病、出血性疾病以及妇女在经期、孕产期，均不宜进行温泉浴。

10 六款药浴养生秘方

中医流传下来的药浴方剂数不胜数，下面简要介绍几款药浴方。

(1) 皮肤瘙痒症药浴方。干荷叶、藁本、干松、白芷、威灵仙、苍耳草、忍冬藤、盐各90克，水煎，药汁擦浴患处。

(2) 护肤美容药浴方。绿豆、百合、冰片各10克，滑石、白附子、白芷、白檀香、松香各30克，研末，将药末用纱布袋包住，入汤温浴。

(3) 手足癣药浴方。苦参、桃仁、蛇床子、乌梅、连翘、大黄各30克，甘草20克，芒硝40克，水煎，药汁擦浴患处。

(4) 脚气、灰趾甲药浴方。露蜂房30克，大枫子、皂角、荆芥、防风、苦参、白鲜皮、红花、地骨皮各15克，用醋1.5千克浸泡上药，三日以后，每日泡脚一次，一次30分钟，可获良效（皮肤过敏者、有皮损者不宜用）。

(5) 肛门瘙痒药浴方。苦参、菊花、蛇床子、金银花各30～60克，煎汤外洗。

(6) 热毒疮疖药浴方。防风（去芦头）、白芷、细辛、苦参、吴茱萸、苦楝子、紫草、麻黄各30克，川楝子15克，盐60克，煎汤外洗。

11 你了解冷水浴吗?

冷水浴是指以5～20℃的冷水洗澡，是一种传统的健身方式。其健身效果以持之以恒为最佳，开始的时间以秋季为宜。冷水浴是有利于健康的，原因如下。

(1)洗冷水浴刚开始会使皮肤血管收缩，血液流向人体深部的组织与器官，继而，当身体适应这种温度，血液会重新分配，回流到体表。整个过程称为

“血管体操”。冷水浴不仅可以增强人体对疾病的抵抗力，还增强了血管的弹性，有利于预防动脉硬化和冠心病等。

(2) 洗冷水浴可以加强神经的兴奋功能，使人洗浴后精神爽快，头脑清晰。

(3) 洗冷水浴还能促进胃肠蠕动，增强消化功能，对慢性胃炎、便秘等疾病有一定的辅助治疗作用。

(4) 洗冷水浴能增加人体热量的释放，减少脂肪在皮下的堆积，达到减肥的作用。

但冷水浴并非对每个人都适合。有些人的皮肤对冷水敏感，遇到冷水就会产生过敏症状，如起疹长斑等，这类过敏体质的人就不能进行冷水浴。此外，体质虚弱，患有严重高血压、冠心病、风湿病、空洞性肺结核等器质性疾病者、高热病人以及坐骨神经痛者、酒后、妇女经期、妊娠期等都不可进行冷水淋浴。

12 运动后沐浴可以缓解疲劳吗？

运动后沐浴是一种简易的消除疲劳的方法。人体在疲劳时经常会表现为肌肉酸痛，而洗澡能刺激交感神经，使大脑得到镇静，以缓解因疲劳引起的肌肉酸痛。同时，沐浴还可增加血液循环，降低血液中乳酸浓度。

但专家同时也指出，运动后的沐浴要注意适度，否则会适得其反，造成更重的疲劳，给身体带来不利影响。最适宜的沐浴水温是40 ~ 42℃，时间一般为10 ~ 15分钟，以不超过20分钟为宜。

运动后沐浴要注意：运动后，应等汗出完后，擦干再去洗澡，不能锻炼刚结束就立即洗澡，尤其是洗冷水澡。因为运动刚结束时，人体仍处于产热增加、皮肤血管扩张的状态，若此时立即洗冷水澡，皮肤受到冷水刺激，血管收缩，毛孔关闭，使出汗散热受阻，反而使散热困难、体温升高。同时，皮肤血流量减少，回心血量突然增加，增加心脏负担。而且，机体从热环境一下子进入冷环境，还未适应，容易得感冒或者引起胃肠痉挛等。此外，运动后肌肉酸痛、紧张度增加，这时若再受冷刺激，还可能引发抽筋。所以运动出汗后，应适当饮用一些盐开水，休息一会儿再洗澡，最好不要洗冷水澡。

第九章

房事养生

01 什么叫房事养生?

房事养生，又称性保健，是根据人生命活动规律及生理、心理特点，采取健康适度的性生活，或通过必要的保健方法，调节男女性事活动，和谐夫妻生活，以达到强身健体、提高生活质量、祛病延年的目的。

02 男女之间为什么要行房事?

(1) 顺应阴阳之道。天地之间万事万物蕴于无限的运动变化之中，阳气得到阴气的滋润而生化，而阴气因得到阳气的温煦而通畅，阴与阳之间是相辅相成的。《礼记 · 礼运》曰：“饮食男女，人之大欲存焉。”把性生活与饮食并列，认为同等重要，可以健体强身，可以繁衍后代。

(2) 适合生理之需。性功能同呼吸、循环、消化、排泄等功能一样，是正常生理功能的重要的一部分，性生活是人体生长发育到一定阶段性器官趋于成熟而产生的正常生理需求，是符合自然规律的。

(3) 满足心理之求。健康和谐的性爱能催人进取，通过性生活也可以在一定程度上调畅个人情志，消除抑郁、苦闷和减轻压力。

(4) 促健康之求。和谐适度的房事生活促进健康长寿，还可以促进性腺分泌，延缓衰老。长寿老人一般都有和谐的夫妻感情生活；而孤男寡女，终身不娶不嫁，或离异独居者，相对寿命短。

03 为什么要提倡房事养生?

(1) 促进人的身心健康，避免不必要的恐惧和烦恼及多种性功能障碍的疾患。

(2) 增进个人和家庭的和谐和社会的稳定。

(3) 生育更强壮健康的后代。

(4) 通过性知识的普及，提高大众的性认识，改变以前对性事的压抑、束缚、避而不谈的态度。

04 为什么说适度的房事生活有益于身心健康?

(1) 使人精力充沛。性行为是一种心理和生理运动的行为，适当的性生活能使人充满活力，心情愉悦。

(2) 有益于人体心肺。性生活可增加人体细胞的吸氧量，从而刺激人体各器官和组织的功能。

(3) 补充激素。沉浸在性爱之中的男性可使睾丸酮的分泌增加，提高骨髓的造血功能，使人体肌肉发达。而在性高潮时，睾丸酮在血液中的浓度会上升到平时的五倍。

(4) 延缓女性衰老。性生活对女性尤其重要，有规律的性生活有增加女性激素的浓度、增强卵巢的生理功能、推迟更年期等作用。还可预防心脏病，并可使皮肤光泽，充满活力。

(5) 有助于消除各种痛症。美国性教育联盟会会长比勃普博士认为，性生活可以收到消除关节痛、头痛等疼痛的效果。

(6) 调节胆固醇。性生活不仅有助于调节优劣胆固醇的比例，而且还可以起到降低胆固醇数值的效果。

(7) 保护前列腺。前列腺疾病多因前列腺中产生的分泌物引起，而有规律的性生活可消除这种分泌物。

(8) 减轻压力。性生活后的满足感或疲惫感有助于使人紧张情绪得到放松和化解。

(9) 协调夫妻关系。充满爱意的接触会激发欲望和增加催产素的浓度，而催产素可以增加夫妻间的性欲。

05 房事养生的原则是什么?

房事养生的原则重在节欲葆精和身心和谐。中医认为人体之精受之于先天，充养于后天，藏于肾，关系着人体的生长、发育、衰老过程及生殖能力，是维持生命活动的根本，故精气的盛衰盈亏直接影响着人的健康和寿夭。因此，惜精、养精、固精即成为养生防衰的关键。

节欲葆精即是说房事应适度，欲不可禁，亦不可纵，应有所节制，以使精气保持盈满。精足则神旺，神旺则生命富有活力，有利于抗衰防老。房事不节，过度纵欲，必耗伤精气。如历代帝王多短寿，与他们荒淫无度、沉溺酒色的糜烂生活方式有很大的关系。现代医学研究认为，精液中含大量前列腺素、蛋白质、锌等重要物质，过频的性生活使之大量丢失，促使身体多种器官发生病理变化而加速衰老。同时，由于精子和性激素是睾丸产生的，失精过度，一方面加重睾丸的负担，另一方面因“反馈作用”而抑制脑垂体前叶的分泌，导致睾丸萎缩，从而加速衰老。

06 房事养生有哪些注意事项?

(1) 房事应注意卫生。在性生活前，夫妻双方最好都要用温开水将外生殖器洗干净，尤其是男性，应把包皮翻开洗净，因包皮与龟头间往往藏有白色包皮垢，长期不洗干净易引起阴茎炎和包皮炎，也容易在行房时将病原微生物带入女方的尿道和阴道，从而引发感染。

(2) 行房次数应适宜。一般以房事后次日感到身心舒适、精力充沛、无疲劳感为原则。若感到腰酸背痛、疲乏不适，表明房事过度，应及时进行相应调整。

(3) 提倡婚育适龄。女性婚育的最佳时期是21 ~ 28岁，男子则是24 ~ 32岁，此期间男女生殖功能最为旺盛，精子和卵子质量最高。

(4) 适当独宿而居。适当改变夫妻同床的生活常规，分室而睡，清心节欲。

(5) 自重节操。自尊、自重、自爱，自觉抵制各种不正当的诱惑。

07 房事有什么禁忌呢?

(1) 环境不当禁房事。气候合适，环境良好，人的心情舒畅，气血调和，有利于房事的和谐；若气候异常恶劣，地理环境不稳定，必然影响人的情绪，破坏机体调节能力，使人气血逆乱、阴阳失调。

(2) 酒后、刚吃饱饭后禁同房。因酒后、刚吃饱饭后五谷的营养还未充分被消化、传输，尚停留在胃中，此时五脏六腑血气未通畅，此时行房事易使五脏六腑受损，而且酒中乙醇能损害精子和卵子，若受孕对胎儿也有比较大的影响。

(3) 七情过激禁同房。房事活动必须在双方精神愉悦、情投意合的状态下才会协调美满、有益于健康。而“大喜、大悲、惊恐、大怒”等过激情志均可导致气机逆乱，阴阳失衡，即使勉强行房也将对身体造成损害。

(4) 病期劳伤禁房事。房事是夫妻双方全身心投入的活动，需消耗一定的精 力体力，若劳累过度，或患病期间，或病后康复阶段，这些期间精气相对不足，需静心休养，应避免行房耗精。

(5) 妇女“三期”禁房事。女性经期、孕期、产褥期由于生理特殊，要特别注意房事禁忌。孕期早晚，尤其是前三月和后三月内，保胎为要，应禁房事；产后百日内禁房事，因产后妇女百脉空虚，体质极弱，抗病力差，应待调养，元气恢复后方可行房事。

08 性生活持续多长时间为宜? 持续时间长短受什么影响呢?

性行为是一个极为复杂的生理、心理过程，一次性交持续的时间因各对夫妇的个体差异而异，只有为数极少的人能在一次性交中维持半个小时以上。其实，一次性交持续时间长短是不太重要的，只要双方得到性满足就是完美的性生活。其持续时间的长短主要受以下几个因素的影响。

(1) 与双方的体质好坏有关。那些素质好的男性维持的时间较长，身体素质较差的男性维持的时间较短。

(2) 与双方的性欲强弱有关。一般来说，性欲强度与性交持续时间成反比，如果双方性欲要求不太充分或一方勉强应付，那么性行为或无法进行或持续的时间较长。

(3) 与双方的心境有关。性交行为必须具有爱的氛围，如果心情不愉快，如刚吵完架就急于性交，或如果一方老惦记着别的事情或思想不集中，那么性交时间也会受影响。

(4) 与双方爱的投入有关。如果双方相亲相爱，能坦率地探索和总结性生活成功与失败的实践经验教训，他们就能把握对方的特点，可以用人为的意念来延长性交持续时间，提高性生活质量。

09 性生活次数以多少为宜呢？又该怎样判断自己的性生活是否过度呢？

中医历来讲究节欲养生，唐代著名医家孙思邈说：人年龄在20～29岁时，宜每隔四日同房一次；30～39岁时宜八日同房一次；40～49岁时宜十六日同房一次；50～59岁时宜二十日同房一次；60岁以上不宜再行房事，若体力尤壮者，一个月可同房一次。他的入房次数见解得到历代众多养生家的赞同。

然而每一个人、每一对夫妇，他们性行为的能力和欲望是有差别的，它与双方的身体健康状况、情感和谐度、心境、环境等诸多因素有关，所以硬性规定性交次数，并以此来衡量性生活是否过频是不科学的。夫妇可根据自身的具体情况过性生活。目前医学界普遍认为，在性生活后的第二天或近日能排除其他疾病的原因，出现以下情况就可认为是性生活过度，则应控制性生活的次数。

(1) 倦怠乏力，委靡不振，无精打采，或精神不能集中，终日昏昏欲睡。

(2) 腰酸腿软，或有头重脚轻、头昏目眩、两眼冒金星的感觉。

(3) 面色苍白，两眼无神且眼圈青黑，神态憔悴，形体消瘦。

(4) 心慌心悸，失眠盗汗，自汗，多梦，气短。

(5) 面色萎黄，大便溏薄，食欲减退，或有恶心等感觉。

10 房事后不宜做哪些事？

性生活是一项比较剧烈的运动，性生活之后，应该安静睡眠四小时以上，以便恢复体力，不可施泄后继续工作，劳累、受寒、受风、饮冷都应该避免，概括起来应注意以下几点。

(1) 不要立即吸烟。此时吸烟，会促使烟中有害物质的吸收，影响健康。

(2) 不要外出淋雨。淋雨会加速热能丢失，易使人感冒。

(3) 不要洗冷水浴。此时冷浴容易引起风湿性关节炎等病。

(4) 不要再次性交。频繁的性交，对双方身体均有一定损害，纵欲过度，频繁性交会导致射精中枢过度兴奋或疲劳，那样就真有可能出现早泄或勃起障碍。

(5) 不要立即干重体力活。性生活后机体能量消耗较大，此时不宜再增加机体负担，应适当休息。

11 如何保持夫妻间性爱和谐、美满呢？

(1) 全身心地深爱对方。爱是维持夫妻间性爱和谐、美满的原动力，在内心真爱的驱使下更能使双方完全融入性爱活动，增加性爱质量。

(2) 创造美好性爱氛围。性爱是种高雅而富有浪漫色彩的行为。要求夫妻双方应具有良好的精神状态。相互体贴和关爱、真挚的亲昵、温柔的情话、热烈的拥抱、俏皮的挑逗等均能挑开爱的心扉，增进性爱情趣，同时，要保证性爱有一个温馨、幽静、安全的环境。

(3) 保持双方各自的人性魅力。人性魅力是吸引和维持吸引的动力，所谓的魅力包括内在美和外在美，女性的魅力在于外表上有高耸的乳房、纤柔的腰肢、飘逸的秀发、适度的妆容，大方仪态，内在美在于善解人意、富于爱心等；男性的魅力在于事业上有所作为、感情上真挚诚实、生活上干净利落、谈吐风趣等。

(4) 注意性的诱导。其中包括肉体接触、语言刺激、接吻、眼神的挑逗、性器官的刺激和性敏感区的爱抚等。

(5) 正确看待性生活次数。性爱和谐的标准在于性满足，即生理上和心理上的满足。以夫妻双方感到欣快、幸福和满足为宜，所以性爱的价值不在次数而在其质量。

(6) 性爱生活中相互主动。相互性主动更能唤起双方的性欲，更容易让彼此体会到爱意。

12 房事养生中应注意哪些才能优育呢?

(1) 同房的时间上要注意。中医认为受孕的季节应该选择秋冬收藏时期最好，此时人的肾气闭藏，肾精充足，适宜种子。选择天气晴朗的早上或者晚上行房事，生育畸形胎儿的概率会降低。而在风雨交加、雷电霹雳、天气阴霾的日子会致人气血逆乱，若行房事育种，则会影响孩子的质量。

(2) 在生育年龄上要注意。男性在16~64岁之间，女性在14~49岁之间，都有生育能力。但是现代养生学也认为，男女婚育的最佳时期：女子21~28岁，男子则是24~32岁，此期间男女生殖功能最为旺盛，精子和卵子质量最高。

(3) 要认识到先天遗传因素的影响。遗传因素也是决定优生优育的一个关键因素，如果父母体格健壮、智慧过人则生育的孩子将更健康、聪明。

(4) 妊娠期女性在日常生活上要注意。妊娠期的女性要保持积极乐观的态度，心情愉悦，心态良好，热爱生活，乐于助人。日常行动应小心谨慎，不劳累过度，不纵欲，则生育的孩子趋向可爱、善良、聪明；另外，妊娠期的女性应合理安排饮食，多食营养丰富的食物，为胎儿的正常发育提供充足的营养，不吃辛辣、生冷、油炸食品，也不宜吃过多的酸、甜、苦、咸类食物。

13 在受孕时间选择上有哪些忌讳?

(1) 情绪压抑时不宜受孕。因为情绪压抑会影响精子或卵子的质量，影响母体的激素分泌，使胎儿不安、躁动，影响生长发育，甚至造成流产。

(2) 蜜月期间不宜受孕。由于男女双方为操办婚事、礼节应酬奔走劳累，体力超负荷消耗，降低了精子和卵子的质量，不利于优生。

(3) 旅行途中不宜受孕。因人在旅行途中生活起居比较没规律，大脑皮质尚处于兴奋状态，加上过度疲劳和颠簸，会影响胎卵生长或引起受孕子宫收缩，导致流产或先兆流产。

(4) 患病期间不宜受孕。因疾病会影响受精卵的质量及宫内着床环境，服用的药物也可能对精子、卵子产生不利影响。

(5) 高龄妇女不宜受孕。40岁以上的妇女发生染色体畸变而导致畸形胎的比例随年龄增加有增高趋势。

(6) 不宜在停用避孕药后立即受孕。长期口服避孕药的妇女，至少应在停药两个月后才可受孕；放置避孕环的妇女在取环后，应等来过2～3次正常月经后再受孕。

(7) 不宜在受孕前接触放射性物质和剧毒物质。因生殖细胞对 X线和剧毒物质反应敏感。

(8) 不宜在早产、流产和清除葡萄胎后立即受孕。妇女在早产、流产后子宫内膜受创伤，立即受孕易再度流产而形成习惯性流产。应该选择半年后受孕。

(9) 不要吸烟喝酒。忌酒后受孕。经常吸烟喝酒的妇女最好在戒除烟酒2～3个月后再受孕，丈夫在妻子受孕前一个月最好也戒除烟酒。

(10) 不宜在炎热季节和严寒季节受孕。因为妊娠早期，是胎儿大脑皮质初步形成阶段。天气炎热会影响食欲，导致蛋白质摄入减少，机体消耗量大，影响胎儿大脑的发育；严寒季节孕妇多在室内，呼吸新鲜空气少，接触呼吸道病毒的机会多，易损害胎儿。

14 男性养精有哪些方法?

要想高寿，养精之术是不可少的。常用养精之术有三种。

(1) 补益。也就是古方所说的通过滋补，可使形体强壮、精气充足，精神魂魄也就充沛，因此有“精爽而神明”的说法。

(2) 节欲。历代养生家非常重视节制性欲。如陆游说：“此心稍忍便无事”。古人亦说“服药百副，不如独卧”都是说节欲的。主动远离性诱惑，不使情欲随意萌动，不让情欲稍有放纵，从而达到神养精保的目的。

(3) 勤生。应该要将主要精力放在工作、学习上，不能经常想着如何满足自己的情欲。如果天天心猿意马，又怎能终日勤做学问，或者注重事业呢？欲心已经平淡，那么精元就自会旺盛。

15 什么叫房事的七损八益?

“七损八益”即在房事生活中，有八种做法能补益人的精气，又有七种做法 能损伤人的精气。

所谓七损：“一曰闭，二曰泄，三曰竭，四曰易，五曰烦，六曰绝，七曰费”。即一是精道闭塞，二是精气早泄，三是精气短竭，四是阳痿不举，五是心烦意乱，六是陷入绝境，七是急速图快，徒然耗费精力。

所谓八益：“一曰治气，二曰致沫，三曰知时，四曰蓄气，五曰和沫，六曰积气，七曰持赢，八曰定顷”。即一是调治精气，二是产生津液，三是掌握交接适宜时机，四是蓄养精气，五是调和阴液，六是聚积精气，七是保持气血盈满，八是防止阳痿。

16 调治八益的方法有哪些?

(1) 治气。早晨起床静坐，挺直脊柱，放松臀骶，呼吸三十次使气下降至丹田。

(2)致沫。饮食后使臀骶部下垂，挺直脊柱，收敛肛门，使气机通调。

(3) 知时。性事前夫妇先做前奏准备，嬉戏爱抚，引起对方的性兴奋和性欲望。

(4) 蓄气。男女性事时，放松脊柱，收敛肛门而导气，令气下聚前阴。

(5) 和沫。夫妇交合时，阴茎已勃起坚挺，但不过快出入阴道，以和缓轻柔为佳。

(6) 积气。睡卧时交合，需待阴茎勃起、挺大而择时以进入阴道。

(7) 持赢。双方性兴奋较强，夫妇的性器官已相互吸引，但不要摇动阴茎，可敛气屏息，使气积下阴部，身形安静而使体热感传。故持赢即是等待和维持精气的充盈。

(8) 定顷。至性高潮时，男方射精后宜将余精洒尽，并应趁阴茎尚未痿软时即抽出。

“八益”的实质是男女双方在性前协调心理，性中配合和谐，并采用导引与气功吐纳法锻炼性功能。

17 哪些菜类能改善男性性功能？

(1) 韭菜。民间常用韭菜治疗阳痿，古籍记载其治“阳虚肾冷，阳道不振”。现代研究表明，韭菜中含抗自由基物质，对健康有益。

(2) 洋葱。其含有前列腺素和能激活血溶纤维蛋白活性酶的成分。这些物质能激发中枢神经，提高性功能。

(3) 山药。祖国医学认为，山药具有补益肺气、滋肾固精、健脾开胃、补五劳七伤等功效。

(4) 番茄。中医认为，番茄有健脾消食、清热消暑、补肾利尿、凉血平肝、美容抗衰等功效。用鲜番茄汁与新鲜生鸡蛋黄混合拌匀饮用，可提高性功能，增强生殖功能。

(5) 苦瓜。民间常用苦瓜同其种子一起煮鸡汤、煮鱼汤、煮虾汤，治疗房劳、肾虚阳痿、举而不坚等。

此外，还应注意补充含锌和精氨酸的食物，因为锌是人体不可缺少的微量元素；精氨酸是精子形成的必要成分，含锌的食物有花生、谷类、豆类、马铃薯、蔬菜。含精氨酸的食物有：冻豆腐、紫菜、豌豆等。

18 哪些饮食习惯易使性功能下降？

(1) 嗜食肥甘厚味。因为肥腻之物，易损伤脾胃，脾胃为水谷精微化生之源，故脾胃运化失常，可导致精气不足、精亏血少、体虚气弱，可致性欲减退。此外，过食油腻，脾胃运化障碍，酿生湿热，流注下焦，扰动精室，可引起遗精、早泄；若流注宗筋则致阳痿。

(2) 喜过咸的饮食。因咸味先入肾，适度的咸味养肾，但食咸太过则伤肾，而人体性功能的强弱与肾密切相关。

(3) 喜食寒凉的食物。因为寒凉的食品，易耗伤肾阳，肾阳虚衰，命门火衰，可致精少阴冷，性功能减退。现在已发现，茭白、海松子、兔肉、猪脑、羊脑等对性功能不利，常吃能出现性功能减退或精子减少、阳痿等。

(4) 饮食偏嗜。因偏食可导致某些营养物质的缺乏，使肾精不足，而男子精子缺乏可导致不育。现代研究发现，精子的含锌量高达0.2%，若平时不喜欢吃含锌丰富的食物，机体含锌量不足，可导致性功能下降。而肉类、鱼类、动物内脏含较多的胆固醇，适当饮食可以使体内雄性激素水平升高，利于精子量的增加。

19 预防性衰老的方法有哪些?

(1) 时刻保持一颗年轻不老的心。在日常生活中，尽量注意仪容打扮，追求外表上的漂亮。这种追求年轻的心理，会使机体也随之年轻。

(2) 适度参加体育运动。如慢跑、步行以及适当做下蹲活动，着重锻炼下半身，因为性功能兴衰关键在腰部和足部。

(3) 保持幽默感。在日常生活中，幽默和诙谐是保持青春不老的最大秘诀。

(4) 饮食要注意营养均衡。要保证饮食中的蛋白质、氨基酸的供应，此外还应注意补充含“锌”元素丰富的食物。

(5) 性格应开朗、乐观。因为精神过分紧张或抑郁会降低性能力，容易造成男子早泄和阳痿。

(6) 培养和爱护心心相印的爱情。在忠贞不渝地爱配偶的前提下，保持爱慕异性的心理，这样能刺激性激素的分泌，有利于保持旺盛不衰的性功能。

(7) 适量服用一些维生素E制剂。平时可多食用胡萝卜等富含维生素 E的食物，并尽量不吸烟、少喝酒，注意保证充足的睡眠。

(8) 谨防药物可能引起的性功能抑制。如常见的安定、利眠宁、利血平、胍乙啶、巴比妥等类药服用不当，均可导致性功能减退。

(9) 要相信自己的性功能是正常的、健康的。往往精神上战胜自己也是至关重要的。

20 性功能减退有什么食疗方法?

人到中老年，性功能可有明显的减退，如果加强营养，增强体质，多吃一些增强性功能的食物，可收到很好的疗效。

(1) 补肾壮阳益精的食物

① 动物类有：泥鳅、虾仁、麻雀、狗肉、驴肉、鹿肉、羊肉、蚕蛹、乌骨鸡等。

② 果品类有：龙眼、大枣、核桃仁、栗子、松子、蜂蜜等。

③ 蔬菜类有：韭菜、胡萝卜、山药等。

④ 粮食类有：黑豆、黑糯米、芝麻等。

(2) 食疗方

① 泥鳅250克，用油煎黄后，加开水煮浓汤，放少许盐调味，食肉饮汤。可常食。

② 泥鳅150克，用油煎黄，再入黄芪、党参各15克，红枣10枚，共炖，食肉、枣，饮汤。可常食。

③ 每日睡前服“人参蜂王浆”10毫升。连续服用。

④ 芝麻1000克，早粳米1000克，胎盘1具（焙干），共研末，炼蜜为丸，每日早晚各服一丸，温开水送服。宜常食。

⑤ 鲜虾120克，韭菜200克，加油同炒，早晚分食。宜常食。

⑥ 驴鞭1具，党参15克，当归15克，葱、蒜、姜、料酒、盐各适量。驴鞭切成段，和葱、蒜、姜、料酒、盐一起下热油锅煸炒，加适量盐。后加入党参、当归、水共炖熟。吃驴鞭段，饮汤，早晚分服，每周服一剂。

21 如何运用导引术治疗遗精?

在半夜子时，阴茎勃起的时候，人仰卧床上，闭上眼睛和口，将舌抵在上腭处，拱起腰，用左手中指按住尾闾穴，右手大拇指按住无名指根部并握成拳状，将两脚都伸直，十趾用力内扪。然后提一口气，心中想着这口气从脊背到脑后上行到头顶，再慢慢下行到丹田，此后才将腰、腿、臂、手从容放下，再依照前面方法重复一次，于是阴茎就会软下来，如还不能软下，再施行两三次就行了。人之所以会遗精，是因为年少欲心太重，水火不能相济，以致得这种病。施行这种导引之法，不希望立即除去泄精，久而久之肾气上升，心火下降，水火相济，自然不再有这种疾病了。

另有一法，若遗精而不能禁，睡短窄的床铺，或左或右侧卧如弓，弯曲双膝，收缩肚脐，一手握住阴囊，一手放在丹田上，一定要息心静卧，戒除房事思 欲，固精不泄，可以保生。

再有一法，侧身屈曲，在戊亥时之间，一手捏住阴囊，另一手揉搓脐下小腹八十一下，然后换手再进行。每夜共交换九次，九天开始见成效，八十一天即告大功。

22 搓肾俞法对性养生有什么好处？具体怎么做？

肾俞穴属于足太阳膀胱经，位居带脉之中，为肾脏所在部位。常搓之到热感，可以祛风湿、散寒气、温暖肌肉、调和气血、疏通经络、闭固人体阴精、补益肾气、强腰脊壮肾，使人们耳聪目明、有效改善劳损症状和性功能。而且，搓擦腰部还可以改善局部微循环，加强局部代谢，增加对感觉神经末梢的刺激，防止腰肌萎缩，防治功能性腰痛。对防治阳痿、遗精、早泄及妇女痛经、月经不调等均有一定的作用。

具体方法是：取端坐位，收心定意，调匀呼吸，以鼻纳清气，闭住，在闭气时两手掌相搓极热，紧按肾俞（第二腰椎棘突下即命门穴，旁开1.5寸），稍停片刻，用力向下搓到尾骨部，再回搓至两臂后屈尽处，两手一上一下交替进行81次，累时稍歇。体力衰弱或屈臂困难者也可由他人代搓。每日晨起及睡前各行1次。

23 兜肾囊法对性养生有什么益处？具体做法怎样？

肾囊（阴囊，包括睾丸）是人体重要的内分泌器官，常年坚持练兜肾囊功，有改善睾丸功能、调整内分泌、延缓衰老、补肾健脑、壮阳固精、使性欲容易抑制的作用，对遗精、早泄、阳痿及精索静脉曲张等疾病均具有良好的防治效果。

具体做法如下。

(1) 睡前仰卧（站立或坐亦可），松身凝神，两手搓热，一手从下方向上兜着肾囊，另一手掌放在小腹耻骨联合上缘（位于输精管区），两手用力向上擦兜肾囊81次，然后换手再行81次。

(2) 两手搓热，夹住肾囊及阴茎，来回搓揉81次。

(3) 两手夹持肾囊用力向上捧拉3 ~ 5次。

(4) 睡前，两手搓热，各兜左、右肾囊而暖之，默坐（或卧）调息，继而有暖流入腰间之感。

24 常用强肾保健功法有哪些？

强肾保健方法很多，择其简单易行者介绍数种。

(1) 叩齿咽津翕周法。做法是每日早晨起床后叩齿99次，然后舌舔上腭或舌下齿龈，待津液满口将溢出时徐徐咽下，意想着把它送至丹田。翕周即收缩肛门，吸气时收紧肛门，呼气时放松，这样一收一松为1次，连续做50次。长期坚持此法可起到滋阴降火、固齿益精、防治性功能衰退的作用。

(2) 按摩涌泉穴法。取坐位，用手掌分别搓涌泉穴99次，摩擦时要保持一定的节奏感。本法有交通心肾、引火归原之功，对失眠、遗精有一定的疗效。

(3) 双掌摩腰法。取坐位，两手掌紧贴于肾俞穴，中指正对命门穴，意守命门（第二腰椎棘突下），双掌从上向下摩擦50 ~ 100次，至局部有温热感。此法有温肾摄精的效果，对男子遗精、阳痿、早泄，女子虚寒带下、月经不调等有防治作用。

25 常用的增强性功能的家庭药膳有哪些？

(1) 回春补益酒

原料　仙茅、淫羊藿、南五加皮各240克，酒1500毫升。

制作　先以淫羊藿浸酒，储存21日后，启封滤去渣，挤净。再以此药酒浸透仙茅和南五加皮（仙茅要在前1日先以米泔水泡1宿，再浸酒，以除其毒气）21日。每天饮1杯。

功能　补肾固精，利行房事，尤其适用于肾气不足而致性欲低下者。

(2) 枸杞豉汁粥

原料　枸杞子50克，豉汁50毫升，粳米100克。

制作 先煮枸杞子，去渣取汁，再入粳米煮粥，待熟，下豉汁，搅拌均匀，沸后随意食用。

功能 补益肝肾，和养肾气。适用于体虚久病，房事能力衰弱者。

(3) 二仙烧羊肉

原料 仙茅15克，淫羊藿（仙灵脾）15克，生姜15克，羊肉250克，调料适量。

制作 前三味装入布袋中，扎紧布袋口，羊肉切片，同药袋共煮，至羊肉熟烂，去药袋，加盐、味精调味，食肉饮汤，每日2次。

功能 温补肾阳，和胃补精。适用于肾阳虚衰的阳痿、遗精、房事能力衰弱者。

(4) 牛奶玉液

原料 粳米60克，炸胡桃仁80克，生胡桃仁45克，牛奶200毫升，白糖12克。

制作 先将粳米洗净，用水浸泡1小时后捞起滤干水分，和生胡桃仁、炸胡桃仁、牛奶、清水拌匀磨细，再用漏斗滤取液待用；锅内注入清水烧沸，入白糖溶化后，将前滤液慢慢倒入搅匀煮沸，即成，随意饮用。

功能 补肺益肾，滋养润燥。适用于性功能低下者。

(5) 苁蓉酒

原料 肉苁蓉30克，白酒500毫升。

制作 肉苁蓉用水浸，刮去鳞皮，洗净切片，浸于白酒内，7天后饮用，每服1小杯，每日2次。

功能 补肾益精。适用于肾虚阳痿、遗精、性功能低下。

(6) 杜仲羊腰

原料 羊肾（腰子）1对，杜仲、补骨脂各10克，姜、盐各少许。

制作 羊肾对剖，去脂膜、臊腺，洗净，与杜仲、补骨脂加水共煮，熟后加姜、盐调味，食肉饮汤。

功能 补肾助阳。适用于肾虚之性功能低下。

第十章

环境养生与娱乐养生

01 什么样的自然环境最适合人生活?

养生最佳环境是指有利于身体健康长寿的自然环境。一般认为应具备阳光充足、空气新鲜、无噪声、气温稍寒、致病因素少这样的优良条件。科学家认为以下几种自然地理环境有利于老年人健康长寿。

(1) 水库周边空气新鲜，水质洁净，噪声少，阳光充足，致病因素少。

(2) 瀑布近区水质好，污染少，瀑布中含有一种有利于身心舒爽的“阴离子”。

(3) 森林地带气候润湿，景色宜人，空气清新并含有大量对人有益的“阳离子”。

(4) 海边海阔天空，景色宜人，阳光充足，山水撞击的浪花中含有大量“阴离子”。

02 如何预防电磁辐射的危害?

我们不可避免地要在各种电磁辐射环境中工作与生活，人们又该如何预防并减轻电磁辐射对自身的伤害呢?

(1) 重视电磁辐射可能对人体产生的危害。如对配有应用手册的电器，应严格按指示规范操作，保持安全操作距离等。

(2) 不要把家用电器摆放得过于集中，或经常一起使用，以免使自己暴露在超剂量辐射的危害之中。特别是电视、电脑、冰箱等电器更不宜集中摆放在卧室里。

(3) 各种家用电器、办公设备、移动电话等都应尽量避免长时间操作。如电视、电脑等电器需要较长时间使用时，应注意至少每1小时离开一次，采用眺望远方或闭上眼睛的方式，以减少眼睛的疲劳程度和所受辐射影响。

(4) 当电器暂停使用时，最好不要让它们处于待机状态，因为此时可产生较微弱的电磁场，长时间也会产生辐射积累。

(5) 对各种电器的使用，应保持一定的安全距离。如眼睛离电视荧光屏的距离，一般为荧光屏宽度的5倍左右；微波炉在开启之后要离开至少1米远，孕妇和小孩应尽量远离微波炉；手机在使用时，应尽量使头部与手机天线的距离远一些，最好使用分离耳机和话筒接听电话。

(6) 人如果长期处于超剂量电磁辐射环境中，应注意采取以下自我保护措施。

① 居住、工作在高压线、变电站、电台、电视台、雷达站、电磁波发射塔附近的人员，佩戴心脏起搏器的患者，经常使用电子仪器、医疗设备、办公自动化设备的人员，以及生活在现代电气自动化环境中的人群，特别是抵抗力较弱的孕妇、儿童、老人及患病者，有条件的应配备针对电磁辐射的屏蔽服，将电磁辐射最大限度地阻挡在身体之外。

② 电视、电脑等有显示屏的电器设备可安装电磁辐射保护屏，使用者还可佩戴防辐射眼镜的方式防止屏幕辐射出的电磁波直接作用于人体。

③ 手机接触瞬间释放的电磁辐射最大，为此最好在手机响过一两秒后或电话两次铃声间歇中接听电话。

④ 电视、电脑等电器的屏幕产生的辐射会导致人体皮肤干燥缺水，加速皮肤老化，严重的会导致皮肤癌，所以，在使用完上述电器后及时洗脸。

⑤ 多食用一些胡萝卜、豆芽、西红柿、油菜、海带、卷心菜、瘦肉、动物肝脏等富含维生素A、维生素 C和蛋白质的食物，以利于调节人体电磁场紊乱状态，加强机体抵抗电磁辐射的能力。

03 如何防护手机电磁辐射?

什么是手机辐射？当我们用手机打电话时，音频信号经过手机转换为高频率的电信号，然后通过天线以电磁波的形式发射出去，这时在手机附近就会产生较为强烈的电磁辐射，这些电波被称为手机辐射。微波辐射可引起人体产生比较严重的神经衰弱，造成植物神经功能紊乱与心血管系统疾病。手机天线的微波发射直接作用于人体脑部，这是人体敏感部位，所以手机对人体的影响不可忽视。

(1) 使用移动电话时，话筒不要紧贴头部，最好使用专用耳机接听电话；不要长时间通话；在医院、飞机上不要使用移动电话。

(2) 应购买电磁辐射小的绿色手机。

(3) 多吃胡萝卜、菠菜等富含维生素的食物，常饮绿茶。

(4) 手机应放置在人体的头部之下，以防止其对人脑和眼睛的损害。

(5) 如果在室内使用手机应注意开窗通风。

04 怎样预防空调综合征?

空调综合征的症状有头晕、头痛、鼻痒、喉干、眼结膜炎、心跳加快、血压增高、呼吸系统炎症、困倦和疲劳。据国外有人调查，长期生活和工作在高级宾馆的人，易患感冒和“空调器肺炎”，常常咳嗽、咳痰、胸痛。

预防空调综合征的措施如下。

(1) 注意调节室内温度。室内温度以25 ~ 27℃为宜，不宜低于20℃。

(2) 保持室内空气清新。

(3) 加强空调器的保养。

(4) 长期在空调房间工作的人，要坚持每天适量的户外活动。

05 什么是娱乐养生? 包括哪些方面?

娱乐养生就是选择具有娱乐效果的活动，进行养生保健、治疗、康复的医学行为。它是一种通过轻松愉快、活泼多样的活动，在美好的生活气氛和高雅的情趣之中，使人们舒畅情志、怡养心神、活动筋骨、疏通气血、增强体质、增加智慧，寓养生于娱乐活动之中，从而达到形神兼养、益寿延年的目的。

娱乐养生可以选择很多方式，比如音乐、舞蹈、书法、弈棋、垂钓、旅游、看老电影、欣赏戏曲、玩益智游戏、养花养鸟等。

06 不同情绪下该听什么音乐？

人在不同的情绪下或不同类型的人，可选用不同的音乐来释放情感。那到底开心的时候要听什么歌，悲伤时又该吟唱何曲？根据中医五音治疗原理，可采用以下治疗方法。

(1) 在现代快节奏的时代，人心难免浮躁，暴躁在五行中属“火”，在发火时，应听些羽调式音乐，如小提琴协奏曲《梁祝》、《二泉映月》、《江河水》等，能缓和、制约、克制急躁情绪。性格属火的这类人做事爽快，争强好胜，办事稍有挫折易灰心丧气。平时听些欢快的音乐，如《步步高》、《解放军进行曲》、《卡门序曲》等，这类乐曲旋律激昂欢快，符合这些人的性格，能使人奋进向上。

(2) 人总会遇到挫折，难免情绪低落、压抑。压抑在五行中属“土”，当遭受打击，情绪极度恶劣时，应听排解忧愁的音乐，如《啊，莫愁，莫愁》、《蓝色多瑙河》、《江南丝竹乐》，此类乐曲生气蓬勃，如暖流温心，帮助我们排解忧愁。性格压抑的这些人多思多虑，多愁善感，平时应多听以下乐曲，如《春江花月夜》、《月儿高》、《月光奏鸣曲》等。这些曲目风格悠扬沉静，能抒发情感。

(3) 悲哀在五行中属“金”，在人们悲痛欲绝、欲哭不能的情况下，应给予引导排遣。适宜听《第三交响曲》、《嘎达梅林》、《悲怆》等，能发泄心头郁闷，摆脱悲痛，振奋精神。对于久哭不止，极度悲伤的患者，适宜听《百鸟朝凤》、《溜冰圆舞曲》、《闲聊波尔卡》等。其旋律轻松愉快、活泼，能补心平肺，摆脱悲伤与痛苦。

(4) 愤怒在五行中属“木”，在愤怒万分，压抑心头时，听乐曲，可以疏肝理气，如《春风得意》、《江南好》等。平时易怒，常常大动肝火的人，应以商调式乐曲，佐金平木，如《走西口》等。

(5) 恐惧、绝望在五行中属“水”，应该选择庄重宽宏，中和温厚，特别具有安神作用的，如《友谊地久天长》之类的乐曲。有些人遇到大的挫折及精神创伤，对生活失去信心，绝望，故必须以欢快、明朗的乐曲，如《轻骑兵进行曲》、《喜洋洋》、中国的吹打乐等，重新唤起对美好未来的希望。

07 音乐养生选择有什么注意点和禁忌点？

音乐养生法虽然有很多优点，但是如果运用得不恰当，可能就没有养生的功效，反倒会产生不良的影响。下面是音乐养生的注意点和禁忌点。

(1) 音乐曲目的选择。选择健康、文明、美妙、积极向上、动听而感人的音乐，而且各个年龄段有适合自己的音乐。

(2) 音乐分贝的控制。音乐的声音一定不要太大，大概在70分贝以下为宜。太大的声音容易使人产生烦躁的感觉，甚至刺伤耳膜。特别是婴幼儿耳膜较薄，容易被太强的声波振破。

(3) 时间的选择。尽量不要在睡觉时听音乐，即使想听，也该选择柔和的、宁静的乐曲。切忌听激昂、热烈的、令人兴奋的乐曲。

08 MP3适合一直听吗？

常常会看到有些人吃饭、走路甚至休息时都戴着耳机听MP3。其实，这样过高频度的使用MP3，会对身心产生不良的影响。

(1) 耳朵。耳机一直带在耳朵上，首先会对耳朵产生影响。耳机一直塞在外 耳道入口处，加之许多耳机设计粗劣，不符合外耳道入口的生理形态，会对其产生不良刺激，严重者甚至会引起炎症。听 MP3时间过久是对鼓膜的不良刺激，降低听力的灵敏度，如果音量太大的话容易引起鼓膜的损伤。所以长时间使用MP3等容易造成听力下降或者耳部的不适感。

(2) 消化。吃饭时血液循环多集中在胃肠部，有利于食物的消化吸收。如果吃饭时听音乐的话，容易增加脑部的血液循环而相应的减少胃肠部的血液供应，进而影响消化吸收功能。所以吃饭时听 MP3容易造成消化不良。

(3) 睡眠。睡眠需要安静的环境，如果睡眠时还在听音乐，会影响睡眠的质量，进而影响身体健康。当然听那些柔和的、宁静的乐曲是有助于睡眠的。

09 哪些旅游好去处适合都市人？

森林山地旅游、海岸旅游、古镇旅游以及温泉旅游应该是很适宜的选择。

(1) 森林。人在空气清新的深山老林里，精微物质会通过深呼吸进入人体，从而滋润五脏六腑，使人重新焕发活力。清新自然的环境，容易使人摆脱竞争带来的无限压力。

(2) 大海。大海一直是很多人心中的向往。走在宽阔无垠的大海边，海风拂面，听海浪声声是一种舒畅清爽的享受。面向大海，许多烦恼、都市生活留下的疲劳都会随海风飘散。通过海边游，还可以与大海亲密接触，如游泳、潜水，或乘上快艇在大海上驰骋，那更令人心旷神怡。

(3) 古镇旅游。在这可以体验到不同于大都市的风情，见到的是老式建筑——小桥流水人家，呼吸的是纯净的空气，体味的是古朴的民风。没有匆忙的脚步，没有钩心斗角，只剩下怡然自得的闲散，身心都融入其中，享受难得的恬静。近年各地旅行社开发的众多古镇游深受游客的欢迎，如江南的周庄、乌镇、西塘就是古镇旅游的不错选择。

(4) 温泉旅游也越来越流行，在旅游的同时旅客们可以享受当地的温泉。泡温泉不仅可以促进血液循环，还可以使人体吸收温泉中的微量元素，这些对身体是很有好处的。有些温泉甚至可以有一定的防治疾病的作用。

10 养花养鸟比养猫狗更有益健康吗？

可爱的猫和狗是常见的宠物。许多人可能不清楚，猫和狗多带有一种叫弓形虫的寄生虫，人们在逗猫和狗的过程中，容易感染上弓形虫病。弓形虫的危害很大，可以造成脑弓形虫病，特别是孕妇如果感染了这个疾病，容易造成胎儿畸形。所以不要因为追求时尚而遗失了健康。建议这些人们转而养花养鸟，许多花卉可以净化空气，如常春藤、吊兰和虎尾兰可清除甲醛；吊兰、芦荟和万年青等 可有效清除室内的三氯乙烯、苯系物等；天门冬可清除重金属微粒；柑橘、迷迭香等可使室内空气中的细菌和微生物减少。

11 益智游戏的功效——小游戏有大作用吗?

益智游戏是锻炼脑力、眼力、注意力、灵敏度、思维方式的小游戏。这样的游戏无论是对儿童和老年人都是很适合的。

(1) 儿童　儿童的大脑正处于发育阶段，良好的指引，可以使大脑功能开发得更完善，有益于智力的发展。儿童平时可以玩堆积木，鼓励他用相同的积木堆出不同的作品，有益于培养儿童的创造力；可以玩逻辑推理游戏，有益于逻辑思维的建立；可以玩找茬游戏，可以加强儿童的细心程度；可以玩贪吃蛇游戏，可以锻炼儿童的灵敏度和判断力；还可以玩脑筋急转弯，可以拓宽他们的思路，使儿童学会用其他的思维方式思考问题。

(2) 老年人人们常说：“多思考，勤动脑，常学习，人慢老。”老年人应该多开动脑筋，勤于思考，使大脑处于兴奋状态，接受良性刺激，使大脑功能保持正常，延缓退变，防止脑老化，延缓脑动脉硬化的发展，可以预防脑梗死、老年痴呆等多发病。文化程度高的老年人可以选择看推理小说、玩推理游戏、玩《意林》等杂志上的智力游戏；老年人可以和孙子一起猜谜、做脑筋急转弯、拼拼图、玩找茬、考记忆力等游戏。

12 安静的垂钓也能收获健康吗?

垂钓是一种悠然自得的休闲方式，是许多人的兴趣爱好之一。因为垂钓一般是在绿水环绕的大自然中，而且不是重体力劳动，所以是一种老少皆宜的娱乐养生方式。

其实许多人都明白，很多时候垂钓并不是为了鱼，只是享受垂钓的过程。那到底安静的垂钓有什么神奇的功效呢?

(1) 常垂钓，耐力强。垂钓是一种相对安静的运动，虽然对体力的消耗不大，但是垂钓者却需要长时间地坐在椅子上，等待鱼儿上钩。这种活动最能培养人的耐心，对于心浮气躁的人来说，垂钓可以调整心态，锻炼他们“等待”的本领，因为人生中有许多事情是需要等待和机遇的。

(2) 陶冶情操，净化心灵。垂钓时选一清幽之处，平静的湖面，清新的空气，秀美的景色都让人沉醉，让人心胸开阔。青山绿水百鸟鸣，一竿一丝一垂纶，或独行或与好友为伴，无论是否能钓到鱼，都会开心，都会增进友谊，都会有所收获。

(3) 享受美味，有益健康。如果钓到鱼，当然是一件开心的事情。品尝着自 己钓到的鲜美嫩滑、营养丰富的鱼肉，无疑是令人满足的享受。

13 笑口常开寿自高——你学会了在生活中时时欢笑吗?

一只母老鼠带着几只小老鼠在草地里漫步，突然来了一只猫，小老鼠吓得全都躲了起来，只有母老鼠沉着冷静，没有躲开。眼看猫越走越近，小老鼠们非常害怕，就在这时，母老鼠学了一声狗叫，猫不知其中有诈，调头跑了。等猫跑远了，小老鼠一个个胆战心惊的走出来，望着它们的妈妈。母老鼠等所有的小老鼠都到齐了，才语重心长地教导小老鼠："孩子们，掌握一门外语是多么的重要啊！"

上面是一个小笑话，可以让我们会心一笑。生活中相声、小品、笑话、喜剧都是常见的娱乐形式。笑是一种健康方便的养生方法，俗话说："笑一笑，十年少"，笑是一种天然的保健品。

笑能使气血顺畅，促进体内器官健康，而对肺特别有益。笑时胸肌伸展，胸廓扩张，肺活量增大。可以消除疲劳、驱除抑郁、解除胸闷、恢复体力。研究表明学会各种不同的笑法可以达到不同的养生效果。

(1) 轻松微笑，即发自肺腑的微笑，可使肺气布散全身，使面部、胸部及四肢肌群得到充分放松。另外，肺气的下布还可使肝气平和，从而保持情绪稳定。

(2) 会心之笑，即发自心灵深处，笑而无声，可使肺气下降与肾气相通，收到强肾之功。

(3) 开怀大笑，能宣发肺气，使肺吸入足量的"清气"，呼出废气，加快血液循环，达到心肺气机调和之目的。

第十一章
四季养生

第一节 春季养生

01 春季如何养生?

《黄帝内经》中说：春天主要应遵养长之道。春季阳气升发，风气当令，乍暖还寒。在人则是阳亦升发，肝强脾弱，体内郁热。肝气为春季的主气，此时肝脏的功能比较活跃甚至过于亢奋。人体要保养生发之气，人体的阳气也顺应自然，向上向外疏发，皮肤腠理由冬令的紧密转为疏松状态。

相应的养生原则就是一养阳气，助阳升发；二避风寒，清解郁热；三养脾胃，防肝克脾。精神、饮食、起居、运动、防病等各个方面都要注意。这一时期应保持心情舒畅；注意保暖，避免风寒邪气侵入而诱发疾病；起居上应适当晚睡一些，早起一些，适当晨练，最好是多散步，不要进行剧烈的体育锻炼，或散步缓行，或远足踏青，使情志舒畅，肝气条达。

02 “春捂”的意义是什么？如何“春捂”？

我国自古就有“春捂秋冻”之说，即在风寒交替的初春时节，仍需特别注意保暖，并视气温变化逐渐增减衣被，尤其年老体弱者。适当“春捂”意义很大。

(1) 有利于调节人体的恒定温度。因为无论季节如何变化，人的体温总要保持在37℃左右。如果过早地减掉衣服，就会破坏人体恒定温度的调节，影响身体健康。

(2)“春捂”有利于抵御风寒。人体也同自然界一样，在春天开始复苏，原先处于“冬眠”的皮肤细胞开始活跃起来，毛孔张开。这时当冷风袭来时，就能长驱直入，使人感到寒冷。

(3)“春捂”有利于适应季节的变化。在初春时节，经常有寒流和强冷空气南下，导致气温急剧下降。在这种情况下，如果不“捂”着点儿，就很难适应这种冷暖的变化，许多人甚至可能会患感冒、气管炎、关节炎等疾病。

“春捂”该怎么“捂”？“捂”到何时？这些也有讲究，以免捂过头而生热，或者不经意着了风寒。

(1) 捂的时机——冷空气到来前1～2天。医疗气象学家发现，许多疾病的发病高峰与冷空气南下和降温持续的时间密切相关。比如感冒、消化不良，早在冷空气到来之前便捷足先登。而青光眼、心肌梗死、卒中（中风）等，在冷空气过境时也会骤然增加。因此捂的最佳时机，应该在气象台预报的冷空气到来之前24～48小时，再晚便是雨后送伞了。

(2) 捂的气温——15℃是临界温度。研究表明，对多数老年人或体弱多病而需要春捂者来说，15℃可以视为捂与不捂的临界温度。

(3) 捂的信号——日夜温差大于8℃。

(4) 捂的时间——7～14天恰到好处。捂的衣衫，随着气温回升总要减下来。医学家发现，气温回冷需要加衣御寒，即使此后气温回升了，也得再捂7天左右，体弱者或高龄老人得捂14天以上身体才能适应。减得过快有可能冻出病来。

03 春天为什么会“春困”？

春困是因为冬春季节交换给人们带来的生理变化的一种反应，即困倦思睡，感觉总睡不够。寒冷的冬天，人体受到低温的影响和刺激，皮肤的毛细血管收缩，血流量相对减少。进入春季后，随着气温的升高，人身体的毛孔、汗腺、血管开始舒张，皮肤血液循环也旺盛起来。这样一来，供给大脑的血液就会相对减少。随着天气变暖，新陈代谢逐渐旺盛，耗氧量不断地加大，大脑的供氧量就显得不足了，加上暖和空气的良性刺激，使大脑受到某种抑制，人们就会感到困倦思睡，总觉得睡不够。

但是值得人们注意的是，其中也含有一些病理因素，一些“春困”是疾病的表现。比如：精神病发作前所出现的抑郁症状；肝炎前期的低热嗜睡现象；

糖尿病、心脏病等慢性病因体虚引起的困乏。有人还发现，高血压患者在春天嗜睡，哈欠频频，很可能是卒中（中风）的先兆。因此，疾病引起的“春困”，应及时去医院检查确诊。

04 如何克服春困呢?

要想消除春困，应注意做到以下几点。

第一，早睡早起。睡懒觉不能增加大脑的血液供应，反而会引起人的惰性，越睡越困，越睡越懒。早睡早起，保证高质量的睡眠。值得注意的是，春日里尽量不要熬夜，以免诱发和加重春困。

第二，做头皮操。春季坚持做头皮操，能消除大脑困倦。具体方法如下。

① 双手十指自然屈指并拢，用指端自前向后、自中绕两侧，对整个发际较有力地划摩10次；

② 用十指依前顺序较有力地一点一点地按压3遍；

③ 用十指依前顺序做短距离往返搔抓3遍，每个搔抓区抓5下；

④ 最后用十指依前顺序轻缓按摩5遍。

每天早起、晚睡前各做1次，可使精力旺盛、思维敏捷，是消除脑疲劳困倦的简单有效的方法。

第三，视觉刺激。春季可走出户外，举目远眺，将美丽的大自然景色尽收眼底，给自己以视觉的良好刺激，有助于消除春困。

第四，饮食调摄。春季宜食清淡、新鲜、易消化之品，如青菜、胡萝卜、马兰头、芹菜、小白菜、荸荠等食物是最佳的选择。尽可能少吃油腻的肉类食品，以便于胃肠的消化吸收；适量多吃一些葱、姜、蒜等辛味食物，有祛湿、避秽浊、促进血液循环、兴奋大脑中枢的作用。

第五，科学用脑。科学用脑，就是让左脑得到适当的休息。大脑分为左右两个半球，在春季日常工作中，左脑主要负责语言、数学、抽象思维等，脑力劳动者头脑不清醒和胀痛时，应放下手头的工作，听听音乐、赏赏花草、做做体操，让左脑适当休息，右脑得到活动和使用。更重要的是，运动能使人体耗氧量最大的大脑及时得到补充和供给，这样有利于去劳解困。

05 春季梳头好处多吗？具体有什么好处呢？

经常梳头能加强对头面的摩擦，疏通血脉，改善头部血液循环，其功效主要体现在五个方面。

一是使头发得到滋养，乌黑光润，牢固发根，防止脱发。

二是通畅血脉，祛风散湿，减少白发。

三是能聪耳明目，缓解头痛，预防感冒。

四是可促进大脑和脑神经的血液供应，有助于降低血压，预防脑溢血等疾病的发生。

五是能健脑提神，解除疲劳，防止大脑老化，延缓脑衰老。

春季梳头养生，要有耐心和恒心。梳头时，让梳具作用于头皮，反复进行全头梳理。不论是从头中间还是两侧部位起，都应从额头发际梳至颈后发根处。每次梳理的时间宜在10分钟左右，以使头皮产生微热感为宜，且以早晨阳气升发时梳理为佳，如早晚各1次效果更好。

06 春季饮食养生要注意些什么？

春天因温暖多风，细菌、病毒容易繁殖、传播，因此人体容易感染，对身体虚弱、抵抗力差的人，更要特别重视。那么，该怎样调整饮食，避免上述情况发生呢？

(1) 饮食要养阳。阳，是指人体阳气。春天在饮食方面，要遵照《黄帝内经》里提出的“春夏养阳”的原则，宜多吃一些辛甘发散性质的食物，而少吃具有酸收作用的食物，以使人体阳气充实，增强人体抵抗力，萝卜和生姜都是立春时节最佳的保健食物。

(2) 饮食宜清淡。要由冬季的膏粱厚味转为清温平淡。在动物食品上，应少吃肥肉等高脂肪食物，因为进食油腻的食物后容易产生饱腹感，人体也会产生疲劳感。饮食宜温热，忌生冷。胃寒的人可以经常吃点姜，以驱寒暖胃。

(3) 多食甜少食酸。唐代名医孙思邈说：“春日宜省酸，增甘，以养脾气”。意思是春天时，人们要少吃点酸味的食品，多吃些甜味的，这样能补益人体脾胃之气。春为肝气当令，根据中医五行理论，肝属木，脾属土，木能克土，即肝旺可伤及脾，影响脾的消化功能。中医又认为，五味入五脏，酸入肝，若多吃酸味食物，会增强肝的功能，使本来就偏亢的肝气更旺，这样就会伤害脾胃之气。因此，春季要少吃些酸味的食物，以防肝气过于旺盛，而甜味的食物入脾，能补益脾气，故可多吃一点，如大枣、山药等。

(4) 多食蔬菜。经过冬季之后，有的人会出现多种维生素、无机盐摄入不足的情况，如春季常见患口角炎、舌炎、夜盲症和某些皮肤病等，这些大都是因为新鲜蔬菜吃得少而造成的营养缺乏，因此，日常饮食中应适当增加蔬菜的比重。

07 春季进补的原则是什么?

春季进补，以清补、柔补、平补为原则，选用扶助正气或补益元气的补药或补品。如气虚者可常服补中益气丸、人参银耳汤、黄芪生脉饮；血虚者可常服用人参养荣丸；肾阴虚者可常服六味地黄丸、杞菊地黄丸等。另外，参类，也是此时补益的良药，市售的红参、生晒参、西洋参均可选用。中医认为，脾胃虚弱、气短声低、疲乏无力、怕冷者，是阳气不足，适用红参；而疲倦乏力、神疲、口干者则应选用生晒参，有条件者用西洋参，功效更好。最简单的服用方法是每次5克，切碎放于小瓷碗中加适量水（液面淹过碎片的2厘米）和适量糖炖之，连渣一起服用，每日一次。

08 春季如何美容护肤？如何吃出美丽?

春季正是皮肤最需要保护和护理的时候，一方面要调理春寒带来的损害；另一方面春季风沙较大，皮肤易受风邪的侵袭。春季皮肤保护也是为了应付即将到来的炎热干燥的夏季。日常注意给皮肤补充水分和油分，尤其是身处北方的人们，在外出时就宜涂抹含油脂高的护肤品。尽量避免风直接吹到皮肤上，因为风邪侵袭面部皮肤易使面部肌肉营养失调，皮肤会出现风疹、粉刺以及一些过敏疾病，如皮肤病的瘾疹等，所以有上述疾病的人在春季就特别注意化妆品的使用。应注意调节饮食，不要吃刺激的食物。应多吃既有护肤美容作用又有“养脾”功效的食品、药品，如牛奶、鸡蛋、猪瘦肉、豆制品、黑豆、鸡肉、羊肉、海带、韭菜、胡萝卜、葱、桃、樱桃、竹笋、薏苡仁、大枣、白茯苓、炒白术、淮山药、莲子、莲藕、扁豆等。

09 老年人春季养生有什么禁忌？

(1) 忌睡眠过多。春天人易犯困，有些老年人有睡懒觉的习惯。中医认为久卧伤气，睡眠过多，无病也会躺出病来。因为久卧会造成新陈代谢能力下降，营养障碍，气血运行不畅，筋脉僵硬不舒，身体亏损虚弱。因此，春天老年人要早睡早起，既要保证充足的睡眠，又要防止睡眠过多，一般每天睡七八个小时即可。

(2) 忌懒于活动。春天，正是老年人走出家门参加健身活动的大好时机。常到户外活动，可以尽情地呼吸新鲜空气，荡涤体内浊气，增强心肺功能；还能舒适地沐浴和煦的阳光，杀死皮肤上的细菌、病毒，增强机体的免疫力。

(3) 忌衣着不当。春天气候多变，忽寒忽暖，老年人不要过早地脱掉棉衣，而应适当地“捂”一段时间，以便身体各个部位能够适应，这样可以防止受凉感冒，从而免除诱发肺炎、肺气肿、肺心病的危险。

(4) 忌生冷食品。在春天，老年人宜多吃富有营养而又容易消化的清淡食物，不吃或尽量少吃生冷食品，以免刺激胃肠功能引发疾病。胃寒者早晚要喝点姜糖水，有御寒和防治感冒的双重作用。

(5) 忌四处串门。春天是呼吸道传染病的多发季节，由于老年人免疫力差，所以容易感染。在疾病流行期间，老年人不要频繁出入商场、影剧院等人多的公共场所。

(6) 忌门窗紧闭。应该保持居室的空气流通，让春天新鲜的空气和阳光充满房间，使房内潜伏的细菌、病毒无处躲藏。当然，每天用淡盐水漱口，或吃几瓣生蒜，或在室内熏醋，均有预防呼吸道传染病的良效。

10 老年人春季运动的注意要点是什么？

早春三月，天气由寒转暖，气候冷热变化较大。老年人年老体弱，因此，在春季进行身体锻炼时，应掌握一些保健方法，才能增强体质，提高机体的免疫力。

(1) 运动量和运动幅度不要太大。冬天很多老年人的活动量相对于平时大大减少，因此，刚进入春季，锻炼应当以恢复为主，做一些活动躯体、关节的活动。

(2) 不宜锻炼太早。初春天气乍暖还寒，早晨和晚上的气温都还很低，空气中的杂质也比较多，不适合锻炼。等到太阳出来，气温回升，空气中的二氧化碳浓度会减少，这时才是比较适合的时间。

(3) 在锻炼前适量进食。老年人的身体机能相对较差，新陈代谢要慢一些。在锻炼前适当地进食一些高热量的食物，比如牛奶、麦片等，可以补充水分，增加热量，加速血液循环，也可以使身体协调性得到提高。但要注意一次进食不要太多，而且在进食后应该有一个休息时间，随后再锻炼。

(4) 要注意保暖。人体在运动后发热出汗，这时如果不做好保暖措施，就很容易受凉感冒。身体素质相对较差的老年人在锻炼的过程中和结束后更应该注意保暖，防止在锻炼中受风寒。

11 春季要预防哪些传染病?

(1) 流行性脑脊髓膜炎。流行性脑脊髓膜炎简称“流脑”，这是春季常见的一种急性呼吸道传染病，是由脑膜炎双球菌引起的。无论大人小孩都可以得这种病，以15岁以下的儿童最为多见。得了流脑以后，有哪些表现呢？轻者发热、头痛、全身不舒服、咽红、咽痛，经过几小时或1～2天后，皮肤和口腔黏膜、眼结膜有出血点等败血症的表现；出血点小的如针尖大，粉红色，大的呈片状出血斑，严重的流脑患者还会有颈项强直、喷射状呕吐、甚至昏迷抽筋。暴发性流脑病情发展很快，常在24小时内发生休克，表现为面色苍白，口唇青紫，皮肤发花，血压下降，危及生命。这时应及早送医院抢救。

预防：①在流行季节不要带孩子到公共场所；②药物预防，如磺胺类药物，中药大青叶等口服或滴鼻、喷喉，黄藤等药剂也可应用；③注意个人和环境卫生，卧室通风，勤晒被褥；④做好预防接种工作，是预防流脑的重要措施，如注射流脑疫苗，也可用于流行地区的应急接种；⑤隔离可疑患儿。

(2) 流行性出血热。流行性出血热是由病毒引起的一种传染性疾病。临床上有发热、出血、低血压、肾脏损害等主要表现。鼠类（主要是黑线姬鼠）是流行性出血热的主要传染源，其传播途径：可能是通过螨类传播，也就是螨类吮吸带有病毒的鼠血后，又吮吸人体血液，而将病毒传播给人；也可能通过直接接触带毒鼠类的排泄物或吃了被带毒鼠类排泄物污染的食物或水而感染；如果吸入带毒鼠类的排泄物污染的尘埃，也会通过呼吸道感染。

预防：流行性出血热是一种传染性疾病，自我预防必须采取综合性措施。

①灭鼠、防鼠。②灭螨、防螨。③加强个人防护。不用手接触鼠类；在疫区工作时，要穿上袜子，扎紧袖口、腰带和裤腿；防止皮肤破溃，如有破损应立即进行处理。野外住宿场所应选择地势高、干燥的地方，并尽可能住民房。如果必须搭建工棚，应搭“介”字形工棚。清扫储粮仓库时要戴上多层口罩。

(3) 麻疹。麻疹是由麻疹病毒引起的急性呼吸道传染病。临床上以发热、上呼吸道炎症、眼结膜炎、麻疹黏膜斑和全身皮肤丘疹为特征。一年四季均可发病，以冬春季为多。发病前2日至出疹后5日内均有传染性，它主要经呼吸道飞沫传播，感染后可获持久免疫力。

预防、治疗：一般治疗，卧床休息，要求每天通风半小时以上，温、湿度适宜，空气新鲜；保持皮肤、五官清洁，保护眼睛，避免强光刺激。给予易消化、营养丰富的饮食，补充足够的水分及多种维生素。

(4) 水痘。水痘是由水痘带状疱疹病毒引起的急性呼吸道传染病，好发于冬春季。临床上以全身症状轻，皮肤分批出现斑疹、丘疹演变为疱疹并结痂为特征。主要经飞沫传播，也可因直接接触疱疹浆液而感染，自发病前1～2天至痂皮完全干枯均有传染性。

预防措施：注意手、皮肤及口腔清洁，剪短指甲，防止抓破疱疹而继发感染。疱疹溃面可涂紫药水，禁用肾上腺皮质激素。隔离患者至皮疹全部结痂或不少于发病后2周，必须经确诊无传染性后方可返回教室。室内要经常开窗通风换气，对曾出现过水痘患者的教室用紫外线消毒；清扫地面前必须先洒水，后扫地。

(5) 流行性腮腺炎。流行性腮腺炎是由腮腺炎病毒引起的急性呼吸道传染病。好发于冬春季，儿童多见。临床上以发热、腮腺肿胀疼痛为特征。

预防措施：急性期应卧床休息，多饮开水，进食流质或半流质饮食，避免酸性食物，保持口腔清洁，室内要常通风换气，被污染的用具煮沸消毒或在阳光下暴晒。被隔离者必须临床症状完全消失，经确诊无误后才可返回学校。

(6) 风疹。风疹是由风疹病毒引起的急性呼吸道传染病，好发于冬春季，1 ~ 5岁儿童多见。临床上以发热、轻度上呼吸道症状、皮肤红色斑丘疹与耳后、枕部及颈部淋巴结肿大为特征。它主要经飞沫传播，潜伏期14 ~ 21天。出疹顺 序先从面、颈部开始，1日内蔓延至躯干及四肢，于发热第1 ~ 2天出疹，一般持续3日消退，在传染期，应隔离患者至出疹后5日。

预防、治疗：应卧床休息，给予富含维生素、营养丰富易消化的饮食。

(7) 猩红热。猩红热是由乙型溶血性链球菌引起的急性呼吸道传染病，临床上以发热、咽峡炎、全身弥漫性鲜红色斑疹，疹退后明显脱屑为特征。主要传染源是患儿、隐性感染者及带菌者。自发病前24小时至发病顶峰传染性最强，脱屑时多无传染性。传播途径主要是空气飞沫传播。发病年龄以2 ~ 8岁最高。

预防、治疗：管理传染源，患儿从治疗开始，一般隔离7天。经医院检查确诊无传染性并出示证明后才可回校。在流行期间，儿童应避免到公共场所，外出要戴口罩；室内要经常通风换气，并利用阳光照射杀菌。在流行期间，对患有咽峡炎或扁桃体炎的儿童，要高度引起注意。

12 春季如何进行自我排毒养生?

随着生活环境的改变，我们每天呼吸了太多被污染的空气，接受了太多的辐射，吃了太多加工过的防腐产品，承受了太多的精神压力，这些都是毒素的来源。中医认为，只有把身体中的毒素排出体外，人才会重新恢复健康活力，定期有目的地借助各种方法来减轻毒素对身体的伤害显得越来越重要。而春季气候温暖，皮肤湿润，毛孔疏松易于开放，是自我排毒的好时机。

(1) 多喝水。排泄是人体重要的排毒方法之一。每天喝两升水，可以通过水分冲洗体内的毒素。减轻肾脏的负担，是排毒最简便的方法。记住，一天喝足八大杯水，你就能从充满光泽的皮肤看出体质的改变。

(2) 定期去除皮肤角质。肌肤表面的老化角质会阻碍毛孔代谢毒素，定期去除角质，可帮助肌肤的代谢功能正常运行。

(3) 蒸桑拿。每周洗一次蒸汽浴或蒸一次桑拿也能帮助机体加快新陈代谢，排毒养颜，但浴前要喝一杯温水，可帮助加速排毒，浴后喝一杯温水能补充水分，同时排出剩下的毒素。

(4) 改变饮食习惯。以天然食品取代精加工食品。新鲜食品，新鲜水果是强力净化食物，木瓜、奇异果、梨都是不错的选择。此外，要保证大便通畅。宿便之所以会留在人体内就是因为肠道的蠕动不够，平时多吃富含纤维的食物，比如糙米、蔬菜、水果等，能减少便秘的发生。

(5) 运动排毒。春季养生主张早起，出门到空气新鲜的庭院、草地、树林里漫步，放松心情，放慢脚步，深深缓缓地呼吸，排出体内的浊气，感受自身与大自然协调的韵律。在春意融融的日子里，快步行走至微汗的程度，也是有效的排毒方法，既可以消耗体内的热量，又可以排除肌肤之表的毒素，并可增强身体抵御外邪的能力。

第二节 夏季养生

01 夏季如何养生?

《素问·四气调神大论》说：夏天应遵循养长之道。夏天是自然界万物生长最茂盛、最华美的季节。夏季，人体阳气旺盛，宣发于外，气机宣畅，通泄自如，精神饱满，情绪外向，是人体新陈代谢最旺盛的时机。这时候人体抵抗外邪的能力比较强盛，总体上显现出夏季万物华实的特点。夏季与其他季节不同的是，不仅气温高而且雨水多、湿度大，潮湿闷热，中医把这一阶段称为“长夏”，此时人们容易感受暑湿之邪而患病。

夏季养生原则是：一防暑邪；二注意保护人体阳气，防止因避暑而过分贪凉，从而伤害了机体的阳气。

(1) 盛夏防暑邪。暑为夏季的主气，以火热之气所化，独发于夏季。暑为阳邪，其性升散，容易耗气伤津。暑邪侵入人体，常见腠理开而多汗。汗出过多导致体液减少，为伤津的关键。津伤后，出现口渴引饮、唇干口燥、大便干结、尿黄心烦、闷乱等症。如果不及时救治，开泄太过，则伤津进一步发展，超过生理代谢限度就耗伤元气，可出现身倦乏力、短气懒言等一系列阳气外越的症状，甚至猝然昏倒，不省人事而导致死亡。所以夏季防暑不可等闲视之。

(2) 长夏防湿邪。湿为长夏之主气。在我国不少地方，尤其是南方，既炎热又多雨。湿病就多见于这个季节。由于空气中湿度最大，加之或因外伤暴露，或因出汗沾衣，或涉水淋雨，或居处潮湿，以致感受湿邪而发病者最多。

湿为阴邪，好伤人体阳气，易阻遏气机，病多缠绵难愈。湿邪好伤脾阳，脾性喜燥而恶湿。脾阳若为湿邪所遏，则可能导致脾气不能正常运化而致气机不畅，出现脘腹胀满、食欲不振、大便稀溏、四肢不温。脾气升降失常后，常见水肿形成，眼皮下呈卧蚕状。外感湿邪后多有身重倦困、头重如裹等症状。又因湿邪黏滞，侵犯肌肤筋骨，每每既重且酸，固定一处，故有“着痹”之称。所以长夏防湿邪是不可忽视的。

(3) 保护体内阳气。夏天人们常图眼前舒服，过于避热趋凉，在乘凉时常致感受阴寒之邪而伤阳气。现代人最常见的是过多食用了一些冷饮，伤及脾胃阳气；还有由于人们久处冷气设备环境下工作和生活时产生冷气病。轻者出现面部神经痛、下肢酸痛、乏力、头痛、腰痛、容易感冒和不同程度的胃肠病等，重者会出现皮肤病和心血管疾病，尤以老年人中出现的各种症状更加明显。

02 夏季如何防暑？

(1) 及时补充水分，但应少喝饮料。果汁、可乐、雪碧、汽水等饮料中，含有较多的糖精和电解质，喝多了会对胃肠产生不良刺激，影响消化和食欲。夏季最好多喝白开水或淡盐（糖）开水。

(2) 口渴后不宜狂饮。劳动和运动大量出汗后，不宜大量饮用白开水，应少量慢饮，并适当补充些淡盐（糖）水。因为大量出汗后使人体内盐分丢失过多，约占汗液的0.5%左右，不及时补充盐分，则使体内水、盐比例严重失调，导致代谢紊乱。

(3) 太阳短波辐射最强烈的时间是10～15时，应尽量避开这段时间外出。若非出去不可，应在皮肤上涂些防晒护肤品，夏季衣着以浅色为好。

(4) 不宜过量饮酒。人体在夏季受气温影响极易积蕴湿热，而湿热过盛又是诱发皮肤发生疮痈肿毒的病因，若大量饮白酒，更会助热生湿，无异于火上浇油。

(5) 饮食不宜过于清淡。夏天人们的活动时间长，出汗多，体力消耗大，应适当吃些鸡肉、鸭肉、鱼类、蛋类等营养食品，以满足人体的代谢需要。

(6) 午睡时间不宜过长。午睡时间过长，中枢神经系统抑制会加深，脑内血流量相对减少，会减慢代谢过程，导致醒来后周身不舒服而更加困倦。一般以半小时至一小时为宜。

(7) 忌受热后“快速冷却”。炎热的夏季，人们外出或劳动归来，不是马上吹电扇，就是立即洗冷水澡，这样会使全身毛孔快速闭合，体内热量反而难以散发而中暑，同时还使脑部血管迅速收缩而引起大脑供血不足，使人头晕目眩。

(8) 空调室内外温差不宜太大。使用空调室内外温差不超过8℃为宜，即使天气再热，空调室内温度也不宜到24℃以下。

03 夏季如何防止贪凉过度?

炎热的夏季，人们会因气温高，湿度大，体内的水分难以蒸发而感到炎热难耐，因此，很多人想尽一切办法贪凉或通宵达旦地开着空调、风扇，或不停地吃冷食，还有人夜卧廊下，吹过堂风。贪凉虽能获得一时之快，但轻则可导致恶寒头痛、肌热无汗、关节酸痛的暑湿证，重则能诱发卒中（中风）瘫痪等严重病症。特别是老年体弱、阳气不足、胃肠功能低下者，更易罹患这类病症。

炎热夏天应注意下列事项。

(1) 不宜“快速冷却”。“快速冷却”会使热量不能散发，滞留于体内，引起高温，还会使人头昏目眩，重者可引起休克。而且此时人体的抵抗力降低，感冒会趁凉而入。最好的方法是先将身上的汗擦干或待汗发散干之后再进入空调房或用温水冲洗。

(2) 电风扇不宜吹头。电风扇吹过久会破坏人体的均衡状态，使人感到头痛、头昏、腿酸手软、全身不适，严重者还可能诱发其他疾病。

(3) 不可长时间待在空调房。在空调房里待的时间过长，会导致体内水分大量耗损，浑身酸痛，头昏脑涨，精神委靡，食欲不振。有时还由于鼻腔过于干燥，而发生鼻出血，或者发生感冒，甚至引起支气管炎、肺炎、胃肠炎等症。

使用空调时必须注意，室内温度不得低于24℃，室内外温差不超过8℃。开空调的房间不能长时间关闭，要经常通风。患有冠心病、高血压、动脉硬化等慢性疾病的病人，尤其是老年人和关节疼痛者，更不宜长期待在空调房间里。

(4) 不可过多吃冷食。夏季过食冷饮容易导致呕吐、泄泻等急性胃肠道不适。饮冷过多，不仅会冲淡胃液，而且还会使消化道局部血管收缩，胃壁黏膜出血暂时缺血，而使抵抗力下降，发生胃肠道疾病。所以夏季炎热时，多喝些凉水或吃些西瓜之类的瓜果解渴防暑，忌贪食冷饮。

(5) 不可多喝冰镇啤酒。用强冷的饮料解渴降温，不仅会对人的生理器官产生威胁，还会对大脑造成刺激。多喝啤酒会得“啤酒病”，大量喝酒会损害肝功能，增加心脏负担，堆积脂肪。

(6) 不可睡地板。贪凉睡地板的人，轻者第二天会发觉落枕或手脚筋扭了，重者甚至会引发卒中（中风）。

(7) 不可卧于当风处。卧于当风处，醒来后会发觉全身肌肉发紧，关节酸痛，精神倦怠，甚至发生腹痛、腹泻等消化道症状。更严重者会发生面神经麻痹等疾病。

(8) 不可袒胸露背。夏天机体产生的热量高于体外的温度，皮肤和肌肉微血管处于迟缓舒张状态，尤其是入睡后，神经系统的兴奋性刺激信息减弱，整个机体甚至处于无设防状态，风邪可长驱直入，所以，不可袒胸露背。

04 夏季如何饮食调补?

夏季炎热，出汗过多易耗伤气阴，应补气养阴，清热祛湿防暑。

(1) 在饮食滋补方面，最宜清补。以清补、健脾、祛暑化湿为原则。应选择鸭肉、虾、鲫鱼、香菇、银耳、薏米等清淡、具有滋阴功效的食品，此外，还可进食绿豆粥、扁豆粥、荷叶粥、薄荷粥等“解毒药粥”，它们具有一定的祛暑生津功效，而且味美可口。而肥甘厚味及燥热之品在夏天不宜食用。另外，夏天蛋白质的供应必须酌量增加，可多食鱼类、瘦肉、蛋类、乳类和豆制品等富含优质蛋白质的食品，以满足夏季身体物质代谢需求。

(2) 出汗过多易耗伤气阴，应重视补充水分。多食新鲜蔬菜和水果。

(3) 补盐。盛夏时节，人体大量排汗，盐分损失比较多，所以在补充水分的同时，要注意补盐。夏日应多吃黄瓜、番茄、西瓜、豆类及其制品、动物肝脏、虾皮等，亦可饮用一些水果汁。

(4) 忌贪冷饮，免伤脾胃。

另外，多吃大蒜还能帮助杀菌，预防肠道传染病。

05 夏季滥用祛火茶饮有什么危害?

一到夏季，药店里板蓝根、菊花茶的销量便会增加，有的人一买就是几十包，回家冲上一壶，口渴时就当茶喝。这种做法是不可取的。板蓝根具有清热解毒的作用，中医常用于治疗病毒性感冒、流行性乙型脑炎、扁桃体炎、腮腺炎、肺炎、肝炎、丹毒等疾病。但在临床上，医生根据病情选择药物，一般不会单独开这一种药，更不会让患者长期大量服用板蓝根。滥用板蓝根的危害并不少。有位家长为了给孩子预防感冒，每天都让孩子服用3包板蓝根，结果一个星期后，孩子喝出了消化道出血。可见，板蓝根毒副作用虽小，但如果不对症地长期服用或过量滥用，也会产生不良反应。除了板蓝根，市面上还有很多清热解毒的降火药茶也应注意不能过用。由于这类药性寒、味苦，长期或过量服用会伤及脾胃，容易出现一系列消化道反应，如胃痛、恶心、呕吐、腹泻等症状。特别是体质偏虚寒的人，如果常感脾胃不和容易腹泻、身体怕冷，就更不宜多喝凉茶。小孩脾胃虚弱，滥服板蓝根很容易引起消化不良、胃出血等。

06 如何预防急性肠胃炎？

夏季蚊蝇滋生，是胃肠道传染病盛行的季节，应做好环境卫生，另外要有干净的饮食，餐具应多消毒，饭前便后多洗手，不吃剩菜剩饭和生食，预防病从口入，如此在夏季里就可减少疾病的发生。急性肠胃炎患者通常会有恶心、呕吐、腹痛、腹泻、发热等症状。发生的原因多是饮食不当，暴饮暴食，或食入生冷腐馊、秽浊不洁的食品。

患病调养应注意以下几点。

(1) 急性胃肠炎患者应及时到医院治疗，要注意卧床休息、保暖。

(2) 急性期患者常有呕吐、腹泻等症状，失水较多，因此需补充液体，可吃些鲜果汁、藕粉、米汤、蛋汤等流质食物，要多饮开水、淡盐水。

(3) 为避免胃肠道发酵、胀气，急性期应忌食牛肉等易产气食物，并尽量减少糖的摄入。

07 夏季睡觉有哪些禁忌？

第一，忌袒胸裸腹。尽管夏日天气炎热，在晚上睡觉时仍应穿着背心或薄短袖衫，腹部、胸口盖薄被，以避免受寒、着凉而引起腹痛、腹泻。对于这一点，老年人、幼儿更应该注意。

第二，忌室外露宿。即使在夏季气温很高的夜晚，也不能因贪图凉快，在廊檐、室外露宿。

第三，忌睡地板。这样很容易因湿气、寒邪袭身，而导致风湿性关节炎、腰酸腿痛或眼睑水肿等病症，损害身体健康。

第四，忌卧穿堂风。夏季，通道口、廊前虽然凉爽，但是“坐卧当风”容易受凉、腹痛、感冒，甚至患面瘫。

第五，忌睡塑料凉席。由于塑料制品的透气性差，不能吸汗，水分滞留，不易蒸发，这样一来，不但影响睡眠，还会危害身体健康。

第六，忌不睡午觉。夏季半小时到一小时的午睡可使大脑和身体各系统都得到放松，也是预防中暑的措施之一。

第三节 秋季养生

01 秋季如何养生？

秋季三个月，从立秋开始到立冬前一天止。《素问·四气调神大论》指出秋季养生总原则是养收。秋季万物成熟而平定收敛，是成熟的季节。人们应早卧早起。精神要内守，不使意志外驰，保持肺气的清肃功能。

秋季养生总原则：养收、养肺。无论起居、情志、饮食，还是运动、锻炼都应遵循收藏之道，不使人体的精气外泄。

秋天应注意滋养肺脏，防止秋燥伤肺，使肺气得清，呼吸平和。

02 秋燥季节如何养肺？

秋季，暑热已过，燥气当令。祖国医学认为，燥为秋季的主气，称为“秋燥”。因此，燥邪伤人，容易耗人体津液。津液既耗，常见口干、唇干、鼻干、咽干、舌干少津、大便干结、皮肤干甚至皲裂等症。

秋季在人体应肺。肺主气司呼吸，以鼻窍与大气相连，以皮肤汗孔与外界相通。由于肺脏娇嫩，“喜润恶燥”，容易受到外来邪气的侵袭。尤其是秋令之燥 邪。“燥易伤肺”，容易发生咳嗽或干咳无痰、口舌干燥等症。所以秋天应注意滋养肺脏，养阴润肺，防止秋燥伤肺，这就是秋季的“养收之道”。秋季补阴、保养阴精之气，这也是人们常说的“秋冬养阴”。

因此，秋季饮食应以“清润”为宜。可多吃些滋补润肺、防燥养阴的食物、补品。如芝麻、糯米、蜂蜜、甘蔗、梨、橄榄、银耳、燕窝、龟肉、海参、百合、山药、西洋参等。

03 哪些是秋季最好的养肺润肺食疗粥？

秋季养肺适宜食粥。以下药粥不妨试一试。

(1) 银耳大米粥。银耳5克，泡发后加入淘净的大米50 ~ 100克，同煮。然后加蜂蜜适量，搅匀即可。

(2) 莲藕大米粥。莲藕100克，洗净切碎，大米50克，同煮。煮成后可加蜂蜜食用。

(3) 山药大米粥。山药100克，大米50克。山药洗净切块，大米淘净，同煮粥。一日2次分食。

(4) 大枣银耳粥。银耳泡发，加入大枣10枚，加入适量水煮一两个小时，然后调入白糖或冰糖食用。

(5) 百合粥。取百合50克，粳米100克，先将百合与粳米分别淘洗干净，放入锅内，加水，用小火煮。待百合与粳米熟烂时，加冰糖适量，即可食用。

04 初秋如何防止“秋老虎”的伤害?

立秋一到，就意味着秋天开始了，天气逐渐转为早晚较凉，但白天仍旧热浪袭人。这是因为“立秋”时三伏天还没到尽头，暑气尚未消失，这就是所谓的“秋老虎”。秋天燥气当令，初秋属温燥，易于损害人体的津液，使人出现皮肤干燥、眼干、咽干少津、小便黄、大便秘结症状。所以，立秋之初，人们首先还是要防暑降温。尤其是老年人在此时还易发生心脑血管意外，更要特别注意防暑降温。

从起居上，避免直接暴露在日光下受暑气的侵袭，注意及时补充水分。从饮食上讲，因秋天由肺主宰，应多食酸，少食辛。这是因为辛味发散泻肺，酸味收敛肺气，秋天肺气宜收不宜散，所以“立秋”后要少吃葱、姜等辛味食物，多吃酸味果蔬，如橘子、柠檬、猕猴桃和西红柿等，还要禁寒凉。而清热解暑类食品能消暑敛汗补液，还能增进食欲。因此初秋时节乃要多喝些绿豆汤，或者吃些莲子粥、百合粥和薄荷粥。多吃一些新鲜水果、蔬菜，既可满足人体所需要的营养，又可补充经排汗而丢失的钾。

05 深秋如何“秋冻”?

秋季白露节气之后，气温由热转凉，逐渐转寒，昼夜温差较大，人们应做到早睡早起以避风寒。肺主一身肌表，外感邪气最易犯肺，诱发或加重外感、咳嗽、哮喘等呼吸系统疾病，或成为其他系统疾病之祸根。所以秋季应随气候变化及时增减衣服，以免着凉诱发疾病或加重病情。适度的“秋冻”对于人体逐步适应寒冷的天气变化、增强机体抗寒能力非常有益，所谓“春捂秋冻”、“秋不忙加衣”就是这个道理。时至深秋，气候很凉，就要应时增衣，不可过度受凉。一旦超过人体耐受程度，不但不能产生抗病能力，反而会使体温调节紊乱而招致疾病。

06 悲秋季节如何调养情志？

秋季，落叶遍地，万物凋零，秋风肃杀，加上绵绵的秋雨，容易造成人的情绪不稳定，心情烦躁不安，让人陡生悲凉之意。

如何调养？要心情清静、安宁，保持乐观向上的积极情绪，使人体上下气机贯通。这样可以改善肺主气、主宣发肃降的生理功能，以抵御秋燥肃杀之气对机体的侵犯。因此调畅情志对于秋季养生十分重要。

调节情志的方法很多，邀请几个老友，走到户外去，增加日光照射；养花、垂钓；唱歌、跳舞等（具体参考娱乐养生部分），使情绪舒展，心情愉快。

07 秋季吃哪些水果好？

(1) 梨。性凉味甘，有润肺、化痰、止咳、清热、解毒等功效，可生食、榨汁、水煮或熬膏，对肺热咳嗽、老年咳嗽、支气管炎等症有较好的辅助疗效。

(2) 香蕉。有润肺、滑肠、解酒毒及降压的作用。但香蕉性寒，胃肠虚寒者不宜食用，否则易致腹泻。

(3) 柿子。柿子能润肺止咳，所以对肺热痰咳、喉痛咽干、口舌炎症，均有辅助疗效。

(4) 柑橘。有镇咳、调肺、健胃功效。榨汁或蜜煎，治疗肺热咳嗽尤佳。

(5) 大枣。能养胃和脾、益气生律。中医常用其治疗小儿秋痢、妇女脏躁、肺虚咳嗽、烦闷不眠等症，是一味用途广泛的滋补良药。

(6) 核桃。具有补气养血、润燥化痰、温肺润肠、散肿消毒等功效，用于治疗肺肾两虚、久咳痰喘、小便频多等症。

(7) 百合。味甘微苦，性平，有润肺止咳、养阴清热、清心安神之功，以治疗心肺疾患为主。

(8) 萝卜。生食可治疗热病口渴、肺热咳嗽、痰稠等症，若与甘蔗、梨、莲藕等榨汁同饮，效果更佳。

(9) 银耳。能润肺化痰、养阴生津，做菜或水煮食用，可治疗阴虚肺燥、干咳无痰或痰多黏稠、咽干口渴等症，与百合做羹，食疗效果尤佳。

08 摩鼻、浴鼻可以防秋天感冒吗?

入秋后，不少人鼻腔黏膜对冷空气的刺激不适应，常打喷嚏、流鼻涕或感冒。因此，除了给予治疗外，平时还应常按摩鼻部，增加鼻部对外界的抵御能力。

具体的做法是：将两手拇指外侧互相摩擦，有热感后，用拇指外侧沿鼻梁、鼻翼两侧上下按摩40次，再按揉鼻翼两侧迎香穴20次。此外，也可常进行冷水浴鼻练习。长久练习，对调养肺气，预防鼻塞、流涕、伤风感冒都有益。

09 咽津有助于防止秋燥吗?

咽津亦称“赤龙搅海”、“胎食”，是古代的一种强身健体方法。

古代养生家认为，咽津可以灌溉五脏六腑，滋润肢体肌肤；流通血脉神气，增强消化功能，延缓机体衰老。

其具体做法是：上身自然挺直，安然坐于凳上，两腿分开如肩宽，两手轻放于大腿上，嘴唇微合，全身放松，摒除杂念。自然呼吸，轻闭双目，思想集中在口腔处。

先用舌搅动口齿，一般是围绕上下牙齿运转，先左后右，先上后下，依次轻轻搅动各36次，用力要柔和自然，然后用舌尖顶住上腭部1～2分钟，促使腮腺、舌下腺分泌唾液，待口中唾液满时，鼓腮含漱36次。

漱津后，将口中津液分3小口咽下，咽时意识由口腔转移到“丹田”。初练此功时津液不多，久练自增。此功清晨、午休、睡时都可做，多做效果更佳。

古人有“咽津（唾液）化精，炼精化气，练气化神”之说。现代医学研究也证明，唾液有解毒免疫和帮助消化的功能。天天坚持练习，即可收到精盈、气足、神全的健身效果。

10 秋季老年人养生注意事项有什么？

老年人在秋季养生应该注意以下事项。

(1) 精神上“宜安定”。老年人要减少思虑，安定情绪，解郁散结，保持乐观情绪，以适应秋季的气候特点。

(2) 睡眠“宜早卧早起”。早卧以顺应人体阴精的收藏，以收养阴气；早起 以顺应阴气的舒长，使肺气得以舒展，从而保持肺的清肃功能，有效地抵御燥邪的侵袭。另据研究，秋季适当早起，还可减少小血栓形成的机会，这对预防老年脑血栓发病有一定作用。这类疾病在秋季发病率较高，发病时间多在睡眠后期。

(3) 衣着“宜秋冻”。俗话说“春捂秋冻，到老没病”。这是对春秋季如何穿着的概括。秋季气温逐渐下降，对健康的人来说，是锻炼其御寒能力的最好机会（即通过对外界气温变化的逐渐适应，以提高机体的御寒能力）。“秋冻”可以提高肌肉、关节的活动能力，促进血液循环，对人的新陈代谢大有裨益。另外在寒冷冬季到来之际，提高自己的抗寒能力而免得冬季易发疾病，如感冒、上呼吸道感染、肺炎等。然而“秋冻”对身患哮喘、高血压、冠心病、心肌梗死、卒中（中风）的病人却是不宜的。因为寒冷可使血管收缩，血流阻力增大，导致血压升高，血黏度增加，引发心绞痛、心肌梗死、血管破裂而发生卒中（中风）等，所以有心脑血管病及患哮喘病的皆不宜“秋冻”，需适时增添衣服，以免旧病复发。

(4)饮食以“清润为宜”。食物少用辣椒、葱、韭、蒜之辛辣热燥之物，多用芝麻、糯米、粳米、蜂蜜、甘蔗、乳制品等柔润食物，强调暖食，禁忌生冷。多饮开水、淡茶、豆浆等，以益肺胃而生津液，抵御秋燥之侵袭。很多中老年人经过夏日疏泄之后，身体渐虚，为适应冬季的潜藏，宜进补而培其本，可多吃龙眼、黑枣、莲子、核桃、银耳之类进行食补。

11 秋季如何保持皮肤湿润？

进入秋天后，气候逐渐变得干燥起来，人体皮肤表皮细胞的水分逐渐减少，开始萎缩，甚至产生龟裂。皮肤一旦感到干燥，就表明皮肤已经老化，因此单一性的保湿是不够的，还要用一些含有维生素 E、维生素 C、动物蛋白质等营养物质的化妆品以修复皮肤真皮层的胶原纤维，使老化皮肤得到滋润。

(1) 饮食补水。多食用青草、梨、苹果等蔬果，以补充人体适应秋季干燥气候所需要的维生素和营养，另外还可多喝菊花茶，多喝水，可清燥热。

(2) 早起喝一杯淡盐水。民间有句谚语："晨起喝杯淡盐汤，胜过医生去洗肠。"经过一夜的休整，体内水量处于最低限，需要及时补给。早晨起来在第一杯水中加一点食盐，以微有咸味为度，不但可以加速新陈代谢的速度，把多余的废物赶出体外，还能让肌肤表层的水分膜随时保持润泽感及弹性。

(3) 为了维持房里的湿度，避免水分在干燥的环境里无声无息地流失，可以在房间里养一缸漂亮的小鱼，鱼缸里的水会代替你脸上的水被蒸发掉。

(4) 平常在桌边放盆小植物。让它充当你的小小空气滤净器。

(5) 自制简单的保湿面膜。将平常使用的化妆水，倒在纸面膜上，往脸上一贴，放松10分钟，在补充肌肤水分的同时，你也能感到肌肤的弹力，使你容光焕发。

(6)保湿乳液加保湿精华液。夜晚，是肌肤消除疲劳，恢复润泽的大好时光。先涂上保湿精华液，因为保湿精华液的分子体积比乳液要小，能够快速渗透到角质层下，滋润干燥的细胞，然后再抹上保湿乳液，保湿乳液会像帽子一样，把保湿精华液紧紧覆盖在表层下，延长水分被蒸发的时间。

第四节 冬季养生

01 冬季如何养生?

《黄帝内经》指出冬三月应遵循养藏之道。冬季的三个月，天气寒冷、草木凋零、虫蛰冬伏、万物闭藏，人体肾气当令，阴气至盛。自然界充满了闭藏、寒凉之意，是个生机潜伏、万物蛰藏的季节，人们养生应早卧晚起，等到天光大亮才起床。避开寒冷求取温暖，不要让皮肤开泄出汗而令阳气不断损失。

冬季养生基本的原则仍是“春夏养阳，秋冬养阴”。冬天天寒地冻，极易伤人阳气。冬天万物敛藏，是个收藏的季节，养生就该顺应自然界收藏之势，保护阳气，收藏阴精，使精气内聚，以润五脏。冬季在人体应肾，养生很重要的一点就要“养肾取暖”。由于冬季阳气的闭藏，人体新陈代谢水平相对较低，因而要依靠生命的原动力——肾来发挥作用。冬令时节，肾的功能强健，则可调节机体适应严冬的变化，否则，即会使新陈代谢失调而发病。用药原则主要是从强化肾功能着手，就是要顺应体内阳气的潜藏，以敛阴护阳为根本。

02 冬天日常生活中如何养肾?

冬天多多进行体育活动，能增强与人体免疫力有关的肾功能，提高抗病能力。因“肾主纳气”，能帮助肺部呼吸，预防多种慢性呼吸系统疾病。“肾主骨”，冬天经常叩齿有益肾、坚肾之功。肾“在液为唾”，冬日以舌抵上腭，待唾液满口后，慢慢咽下，能够滋养肾精。肾之经脉起于足部，足心涌泉为其主穴，冬夜睡前最好用热水泡脚，并按揉脚心。肾与膀胱，一脏一腑，互为表里，膀胱经脉行于背部，寒邪入侵，首当其冲，故冬天应注意背部保暖，穿件棉背心或毛背心，以保肾阳。

对于养肾取暖来说，饮食调摄也很重要。冬天宜选食羊肉、狗肉、雀肉等温肾壮阳及产热量高的食物，这对身体虚寒者尤其有益。还可进食一些具有补肾、益肾功能的食品，如核桃、板栗、桂圆等。“黑色食品”能入肾强肾，亦宜择食，如黑米、黑豆、黑木耳、紫菜之类。

03 冬季保养肾有什么好办法?

按摩疗法是冬季养肾的有效方法，常常采取以下两种方式。

一搓腰眼。两手搓热，紧按腰部，用力搓30次左右，可疏通带脉，增强肾脏的功能。

二按丹田。两手搓热，在腹部丹田穴位按摩30~50次，丹田乃人之真气、真精凝聚之处。此法可增强免疫功能，提高人体抵抗力，起到强肾固本、延年益寿的作用。

04 为什么要选择在冬令进补?

俗话说，“今冬进补，明春打虎”。因为在寒冷的冬天，人体的生理功能处于抑制、减低状态，在冬令进补，有利于把精华物质储存在体内，增加机体的抗病能力，来春就可以不生病或少生病。冬令进补，是我国传统的防病强身、扶持虚弱的自我保健方法。中医认为一到冬三月，正是养精蓄锐的大好时期，这时人的皮肤肌腠比较致密，出汗较少，摄入的营养物质也容易储藏起来，况且在冬令季节人的食欲也比较旺盛，所以这时进补正是最好的时期，冬至以后尤为适宜。凡先天不足、后天失调、久病体虚、劳力过度、劳神内耗、产后、术后及亏虚早衰者，均为冬令进补的对象。

05 冬季进补有哪些方法?

冬令进补应顺应自然，注意养阳，以滋补为主。进补的方法多样，最常见的是药膳，多选择食用温补肾阳的食物进行调补，如牛肉、羊肉、狗肉，配以人参、肉桂、黄芪、龙眼肉、当归、枸杞子、红枣等补气血、补肾精的中药做成滋补的药膳。其次，膏滋也非常受群众欢迎。因为膏滋是药液经高度浓缩而成，体积小，服用方便，又便于长时间服用。而且膏滋多由滋补药组成，天热容易变质，在冬季却便于保存。膏滋对于心血管疾病、慢性支气管炎、支气管哮喘、过敏性鼻炎等慢性病有较好的调理作用，有助于避免复发。最后，冬令也有许多人服用药酒来祛病防病。个人可以根据自己的需要配制药酒。如明目醒脑的菊花酒，强筋壮骨的虎骨酒，明目清火补肾的枸杞酒，补肾益肺的虫草酒等。

06 冬天总是腰酸手冷的人应怎样进补?

中医认为有这种症状主要是人体内阳气虚弱所致，体质虚弱、久病者、老人常见此类症状。临床上常使用温阳和补气两种方法结合治疗。可选用附子9克，肉桂4.5克，鹿角片6～9克，黄芪12克，党参9克，白术9克，茯苓9克，炙甘草6克，淮山药12克，菟丝子9克，杜仲9克，当归9克，熟地黄12克，山茱萸9克，枸杞子9克，煎服。除药补外，在寒冷季节也要重视食补，选用上述药物3～5种与鸡肉或羊肉或狗肉等共同炖成药膳服用。此外，加强冬令体育锻炼，既能助消化、通血脉、加强气血运行，又可增强机体的耐寒能力，对于改善腰酸手冷等症状是有益的。

07 冬季如何锻炼身体？

中医认为“动能生阳”，冬季气候寒冷，通过锻炼是最好的养阳之法。

现代研究发现，寒冬季节坚持室外锻炼，能提高大脑皮质的兴奋性，增强中枢神经系统体温调节功能，使身体与寒冷的气候环境取得平衡，适应寒冷的刺激，有效地改善机体抗寒能力。所以坚持冬练的人，很少患贫血、感冒、扁桃体炎、气管炎和肺炎等疾病。俗话说得好：“冬天动一动，少闹一场病；冬天懒一懒，多喝药一碗。”

冬日锻炼前，一定要做好充分的准备活动。准备活动可采用慢跑、擦面、浴鼻、拍打全身肌肉、活动胳膊和下蹲运动等，尤其是冬泳下水前，一定要有充分的预备活动。锻炼前做足热身准备（如小步慢路等），一般来讲，当感到身上开始出汗时，应该说热身已做足了。通过慢跑、全身按摩等方法，调动机体各部分的机能活动，提高中枢神经系统的兴奋性和反应能力。

锻炼时运动量应由小到大，逐渐增加，尤其是跑步。不宜骤然间剧烈长跑，必须先有一段时间小跑，活动肢体和关节，待机体适应后再加大运动量。

冬日运动要避免阴精、阳气外泄。冬季是一年中的闭藏季节，人体的新陈代谢水平相对缓慢，阴精、阳气也都处于藏伏之中，所以运动锻炼中要注意精神内守，避免阴精、阳气外泄。具体方法：一是准备活动要充分，待预热后脱去一些衣服，然后加大运动量；二是不要过于剧烈运动，避免大汗淋漓；三是锻炼后，要及时擦干汗液，若内衣已潮湿，应尽快回到室内换上干衣服。

08 老年人冬季健身的注意事项是什么？

在隆冬季节，特别是冷空气来临，气温骤降的开始几天，是老年人出现心肌梗死、脑溢血等心脑血管并发症的高发季节，其中不少是晨起锻炼身体的老人。所以，对于老年人来说，冬季锻炼必须遵守以下原则。

(1) 不要早起锻炼。老年人冬季起床不宜过早过快，醒来之后应在床上多待一会儿，活动活动筋骨，以逐渐加速血液循环，适应周围环境。外出锻炼最好在太阳出来之后，可以在上午10点左右或下午4～5点钟外出锻炼。外出时应注意保暖，应在背风向阳处锻炼身体。

(2) 不要空腹锻炼。老年人在早上进行体育锻炼前，可以补充一定的能量，如热果汁等含糖饮料等。在进行长时间的野外活动时应携带充足的食品或高能量的便携食品，避免在野外活动过程中由于气温过低、能量消耗过大而引起体温下降，危及生命健康。

(3) 不要搞疲劳战术。老年人锻炼时要遵从循序渐进的原则，确定适宜的运动量和运动方式。平时锻炼少的人，心肺、关节等功能都必须有一个适应的过程，如果急于求成只能适得其反。老年人不宜做剧烈活动，应选择中、小运动项目，如散步、打太极拳、练气功、做徒手操。

(4)不要运动后“急刹车”。如果运动后突然静止不动，就会使下肢血液淤积，不能及时回流，心脏回血量不足，会引起头晕、恶心、呕吐，甚至休克，因此，运动后应继续做些缓慢的放松活动。

(5) 运动后加强营养。经过运动，老年人消耗了很多体力，应该在保证正常饮食需要的基础上，适量增加糖、维生素等营养的摄取，但是忌暴饮暴食。

09 冬季如何防止室内污染?

冬季室内空气污染是影响身体健康的危险因素。北方许多家庭或公共场所为了能较好地保持室内温度，将房屋门窗或一些通道封闭，很少通风，这样室内温度虽达标了，但室内空气质量却急剧下降。

防止室内污染的办法是有的，只要注意就可避免。

(1) 合理通风。保持室内空气流通，或定时通风透气，使室内空气新鲜。

(2) 禁烟或利用空气净化设备消除室内污染。

(3) 多做室外活动，少去人多的公共场所。

(4) 发现室内环境中有异常气味，或者在家庭或者公共场所感觉不适，一定要注意检查是不是室内环境污染问题，及时采取通风措施并检查臭味的来源。

10 冬季如何用药粥补肾元？

冬至节前后，人们纷纷进补，蓄积营养，强身健体。进补的方法是多样的，熬汤、吞丸、饮酒，各随人喜。现向大家推荐几则简便、效果又佳的药粥食谱。

(1) 羊肉粥。取羊肉250克、粳米100克，先将羊肉洗净烹煮，切碎备用。粳米淘洗后，加适量水于煮锅内，煮至半熟时倒入羊肉，同煮至熟，吃肉喝粥。

羊肉是冬季人们普遍比较喜爱的食品之一。用羊肉与粳米煮粥，具有益气补虚、温中暖下的作用，适用于中老年人阳气不足，久病体质虚弱，气血亏虚，虚寒胃病，腰膝酸软，足弱无力，以及男子遗精、阳痿、早泄，女子月经不调、血虚痛经、宫寒不孕等患者服用。健康人食之，能增进食欲，增强体质，提高机体的抗寒能力，所以食用羊肉粥，不失为冬令进补的一个良法。

(2) 胡桃粥。取胡桃仁50克、粳米100克，加水同煮成粥。

胡桃肉具有益肾补脑、止咳定喘的功效，与粳米同煮成粥，是冬季常见病——哮喘病的食疗方，经常食用，可防止喘咳旧病复发，也适用于神经衰弱的失眠健忘，以及腰膝酸冷、须发早白、小便频数、余沥不尽等病症。常食此粥，还有健脑益智、延年益寿的作用。

(3) 龙眼粥。取龙眼肉30克、粳米100克，同煮成粥。

龙眼肉又称桂圆，具有大补气血、养心安神的作用，人们常将其作为冬令进补佳品，用以补虚疗损。但龙眼肉有滋腻碍胃之虑，特别对于久病及产后之人，会使本已虚弱的脾胃更虚，消化功能下降，往往造成不良后果。取其与粳米煮粥食用，可因粳米的健脾助运作用，使之补而不腻，易于消化吸收。

(4) 枸杞粥。取枸杞子50克、粳米100克，同煮成粥。

枸杞子具有滋补肝肾、润肺止咳、滋阴明目的作用，以之煮粥，适用于肝肾阴亏，头昏目眩以及遗精、久咳者食用。枸杞粥还能改善老年人因机能退化所引起的各种目疾，所以尤其适合于老年人服食。枸杞粥还具有较明显的护肝作用，民间谚语曰："要使肝脏功能好，枸杞煮粥见成效"。所以，对于有肝虚而功能不良的患者，可在服药的同时，辅以枸杞粥，能收到较好的疗效。

11 为什么冬天日光浴好处多?

我国传统的医学理论十分重视太阳光对人体健康的作用，认为常晒太阳能助发人体的阳气，特别是在冬季。

现代科学研究表明，日光中主要有紫外线、红外线和可见光三种光线。其中以紫外线对人体的影响为最大，这种光线尽管肉眼不能看到，却能杀死皮肤上的细菌，增加皮肤弹力、光泽和柔软性，增强皮肤的抵抗力，并能刺激机体的造血功能，提高机体免疫力；还能改善体内糖代谢，促进钙、磷代谢和体内维生素D的合成，有效地预防软骨病或佝偻病。红外线也是一种不可见光线，它占日光的60%~70%，可透过皮肤到皮下组织，对人体起热刺激作用，从而使血管扩张，加快血液流通，促进体内新陈代谢，并可起到消炎镇痛的作用。可见光则是肉眼可以看到的太阳光，它由红、橙、黄、绿、青、蓝、紫七色组成，能调节人的情绪，振奋精神，提高人的生活乐趣和工作效率，并改善人体的各种生理功能。进行日光浴是有讲究的。

(1) 时间上，上午6~10点和下午4~5点是较佳时间。上午10点至下午4点间阳光过强，不宜久晒。

(2) 注意不可过度暴晒，以免紫外线辐射过度引起人体皮肤衰老甚至罹患皮肤癌。

(3) 进行日光浴还需注意保护头和眼睛，以免由于过度暴晒引起头晕目眩，倦怠乏力。也不宜在空腹、饱腹和疲劳时进行日光浴，以免引起头晕等不良反应。

(4) 较严重的心脏病、高血压和神经兴奋症患者，对阳光有变态（过敏）反应者，有出血倾向者，以及月经期、分娩后一个月内的妇女，进行日光浴时也需注意不可过度暴晒，以免发生意外。

防病篇

第十二章

肥胖症

01 什么是肥胖症？

肥胖是由于人体脂质代谢紊乱，或热量摄取多于消耗，体内脂质储存过多所致。目前判断人体肥胖度的指标是：

(1) 标准体重（kg）=[身高（cm）－100]×0.9；

(2) 体重指数=(kg)/身高^2（m^2）。

超过标准体重的10%为超重。超过20%～30%为肥胖。超过30%～40%为中度肥胖。超过50%为重度肥胖。体重指数男性超过24，女性超过26即为肥胖。

肥胖病包括单纯性肥胖和症状性肥胖两大类。后者包括：皮质醇增多症肥胖、甲状腺功能减退性肥胖、水钠潴留性肥胖、下丘脑综合征伴垂体前叶功能低下性肥胖。而单纯性肥胖是指无明显的内分泌疾病、代谢性疾病，而是因为遗传或药物或不适当的饮食、生活方式造成的，以形体肥胖、体重超标为主要表现的肥胖病。这种类型的肥胖是可以通过改变饮食、改善生活方式调节的。

02 肥胖者易患哪些疾病？

(1) 高血压。肥胖者易患高血压，患病率为正常人的3倍，随着肥胖程度的增加，患病率进一步升高，同时伴有高脂血症。

(2) 冠心病。老年肥胖所带来的高脂血症，使动脉硬化进一步加重，在其他因素的作用下，极易发生冠心病。中医所说的痰湿体质类型的人尤易罹患。肥胖者的心脏病发病率是正常人的2.5倍。

(3) 糖尿病。长期持续性肥胖，糖尿病的发生概率明显增加。有人统计，糖尿病在正常人群中，发生率为0.7%；体重超重者，糖尿病的发生率为2%；

体重超过50%者，则糖尿病发生率增加至10%。

(4) 胆囊炎、胆石症。肥胖者易发生胆固醇胆结石，并常合并胆囊炎。

(5) 感染。肥胖者的免疫力低下，常易发生细菌性合并病毒性感染，一旦发生，则恢复较慢。

(6) 骨关节疾病、痛风。其发病率在肥胖人群中明显上升。

(7) 其他疾病。肥胖者因肝硬化、脑卒中、心脏病、癌症等死亡较正常人为高。肥胖者因肝硬化死亡比普通人高3 ~ 4倍，因脑卒中死亡比普通人高1 ~ 2倍。因此肥胖不是“福从天降”，而是“祸从中来”！

03 女性肥胖容易引起不孕吗?

正常女性的皮下脂肪比男性多，尤其在乳房、腹部、臀部及大腿等区域更是明显，这也形成了女性的体态美，但异常肥胖不仅使女性失去体态美，还能带来一些麻烦，如代谢障碍、月经紊乱，其中一部分人还会发生不孕。据统计，女性肥胖病者不孕率高于男性2倍。

肥胖病人雌激素代谢与正常人有所不同。在脂肪组织中雄激素可以转变为雌激素，因此，导致血中雌激素水平过高，通过下丘脑—垂体—卵巢轴系的反馈而影响卵巢功能，影响正常卵泡的发育及排卵。有些肥胖妇女是垂体促性腺激素分泌减少，性腺功能低下，出现闭经，而减肥后体重下降时月经可恢复。有些肥胖病人表现为雄激素过多，增加的雄激素也可刺激食欲中枢而产生食欲亢进，过量进食又加重肥胖，从而产生恶性循环。

04 肥胖症怎样综合调理?

(1) 控制热量的摄取。患者根据自己的肥胖状况适度降低主食量，并做到少吃糖果、点心、甜食、冷饮、肥肉和含油脂多的干果、油料子仁等。

(2) 限制食盐的摄入量。因为食盐能潴留水分，使体重增加。

(3) 适当增加蛋白质食物。由于限制主食，蛋白质也会相应地减少，故应补充富含蛋白质食物，如瘦肉、鱼类、黄豆及豆制品。但是食品的加工要注意多用清蒸、水煮、炖、焖的方法，减少煎、炒、炸、烧的方法。

(4) 多吃些蔬菜和水果。这不仅会产生饱腹感，而且还能供给充足的无机盐和维生素。

(5) 少食多餐。患肥胖症的老年人更应如此。老年人可实行每日4 ~ 5次餐制。这种多餐次、小餐量的食法，可防治肥胖。

(6) 坚持锻炼。对于减肥，运动锻炼的重要性仅次于饮食控制。可以选择跑步、散步、打太极拳、跳舞及多干家务活等方式。多运动、劳动能帮助消耗体内的脂肪和糖类，起到减肥的作用。

05 如何用耳针疗法防治肥胖症？

耳针为什么能治疗肥胖症呢？祖国医学认为五脏六腑、皮肤九窍、四肢百骸等部位，通过经络与耳郭密切联系。耳针及耳穴贴压法，可宣畅经络，疏通气血，宣肺化浊，利湿降脂。

现代医学认为：耳针及耳穴贴压技术的有效性既有生理学因素又有心理学因素。生理学方面：耳部的神经、血管较丰富，特别是在耳甲腔的三角窝。刺激该处的神经有调整机体代谢平衡失调的作用。尤其是刺激迷走神经，可影响胰岛素值，抑制食欲以达到减肥的目的。在心理学方面：认为这种刺激能使病人及时产生纳呆感，病人可以拮抗多吃的意向，以打破促食意向的习惯性反应，开始对减少饮食的信号建立一个新的条件反应。因此从心理学角度是支持控制体重的。

耳针减肥到目前为止，有针刺、埋皮内针、水针、电针和穴位压豆等几种方法。最常用的是埋皮内针和穴位压豆两种方法。

耳压法常用处方如下。

(1) 取胃、脾、内分泌。将中药王不留行子压在耳穴上，再用胶布固定。每次餐前30分钟按压耳穴2 ~ 3分钟，以有灼热感为宜。

(2) 主穴取肺、脾、肾、三焦、内分泌，配穴可选用肝、胃、神门、皮质下。每次主穴均用，配穴可选2 ~ 3个。操作时先将耳穴部位的皮肤用25%的酒精消毒。将中药王不留行子放于0.8cm × 0.8cm氧化锌胶布中心，贴压在选定的耳穴上。

嘱患者每日每穴按压4～8次，每次每穴5分钟，以有微痛感为度。贴压6日为1次，休息1日后再贴压第2次，4次为1个疗程。

06 推拿按摩可以减肥吗？

减肥应采用综合措施，最重要的是先改变不合理的膳食结构、饮食习惯和体育锻炼。配合进行按摩疗法可以促进减肥的效果。按摩能促进身体热能的消耗，有助于减肥。按摩减肥主要是作用于局部，如腹部、臀部、四肢、肩背部等。采用摩、捏、拿等手法，如按摩四肢以推、拿、拍等手法为主；在肩、背部则采用 按、揉、推、拿等手法。按摩可以促进新陈代谢，使一些多余的脂肪转化为热量而消耗掉，从而减少局部脂肪堆积。按摩腹部可加大能量消耗，促进肠蠕动，增加排便次数，减少肠道对营养的吸收，使多余的食物营养及时从肠道排出，这种方法比服泻剂更易被人们所接受。

07 沐浴和药浴可以减肥吗？

沐浴和药浴的应用在我国有悠久的历史，沐浴可以去除污垢，改善血液循环，促进新陈代谢，减轻疲劳，使身心舒畅，精神爽快。加入中药的药浴不仅具有沐浴的功能，还可通过皮肤在温水作用下的强渗透能力，充分吸收中药成分，疏通筋骨关节，改善体内的水分分布和血液循环，起到祛病、护肤、美容的作用。

药浴方：麻黄15克，荷叶10克，茶叶10克，藿香10克，明矾6克，冬瓜皮10克，海藻10克，白芷10克。

上述药加水煎成3000～5000毫升的药液，用纱布过滤后掺入浴水中，入浴浸泡半小时，每天1次，3个月为1个疗程。有润滑皮肤、去油脂、除臭、轻身的作用，但体质虚弱者要注意掌握入浴的时间及浴水的温度。

第十三章

高脂血症

01 为什么现代人易患高脂血症？

高脂血症是血中的脂蛋白或脂质成分如胆固醇、甘油三酯超过正常范围的一种疾病。中医认为，高脂血症属中医学的“肥胖”、“痰浊”、“血瘀”等病证范畴。高脂血症是动脉硬化、高血压病、冠心病、脑血管意外、脂肪肝等病的主要发病因素之一。

为什么越来越多人有高血脂呢？关键在于人们的生活水平大大提高后，不合理的饮食和一些不良的生活习惯造成的。

(1) 高脂肪食物。现在人们十分讲究饮食，用料要求大鱼大肉，烹调采用辛辣煎炸，有的人喜欢用猪油或其他动物油炒菜吃，有些人喜欢吃肥肉和动物内脏，时间一长，血脂就悄悄地升上去了。

(2) 高热量饮食。高热量的饮食常常使血糖浓度升高，进而转化为甘油三酯，因而也会导致高血脂。

(3) 饮酒过度。长期大量饮酒，极易造成热能过剩而导致肥胖，同时酒精在体内蓄积会导致甘油三酯增加。

(4) 精神紧张。许多研究都证明，情绪紧张、过度兴奋和长时间的精神压力可引起血胆固醇升高。

(5) 缺乏运动。许多人平时生活安逸，懒于运动，或不重视运动健身，或为了工作没时间运动，导致体能下降，代谢减慢，以致体内垃圾不能及时排出。

02 高脂血症对身体有哪些危害?

高脂血症的主要危害是导致动脉粥样硬化，进而导致众多的相关疾病，其中最常见的一种致命性疾病就是冠心病。严重乳糜微粒血症可导致急性胰腺炎，是另一致命性疾病。

高脂血症是动脉硬化、高血压病、冠心病、脑血管意外等病重要的危险因素。高脂血症也是导致糖耐量异常、糖尿病的一个重要危险因素。高脂血症还可导致脂肪肝、肝硬化、胆石症、胰腺炎、眼底出血、失明、周围血管疾病、跛行、高尿酸血症等。所以说预防高血脂是非常必要的，应该引起每个人的注意和提防。

03 血脂高的人宜吃什么?

(1) 大豆及其制品。如豆粉、豆浆、豆腐等含有丰富的亚油酸、维生素E和卵磷脂等降血脂成分。临床医学观察表明，高血脂的人连续食用大豆制品3周，可使血清胆固醇降低20%。国外流行病学调查证实，常食大豆的地区和民族，居民体内胆固醇含量低，患心脏病的也少。

(2) 五谷杂粮。如玉米、燕麦（雀麦）、大麦、荞麦。医学家研究发现，麦麸既能降低血脂水平，又可防治便秘，是中老年高脂血症伴习惯性便秘者的食疗佳品。

(3) 美味瓜果。如黄瓜、冬瓜、南瓜、山楂、苹果、柚子。国外研究发现，每天吃二三个苹果，一个月可使绝大多数人的血脂浓度大大降低。因其含有丰富的钾，可加速排除体内多余的钠盐，故又能维持满意的血压。

(4) 时鲜蔬菜。如大蒜、洋葱、生姜、茄子、胡萝卜、芹菜。大部分实验表明，大蒜是一种很好的防病、治病、养生之品，其中含有大蒜精油，可以减少血液中胆固醇的含量。另外它还含有杀菌消毒物质，可以增强免疫力，抵抗各种细菌和病毒。

(5) 家常饮料。如牛奶、茶、咖啡。多项研究表明，茶能降低血清胆固醇浓度，调整胆固醇与磷脂的比值，减轻动脉粥样硬化的程度。少量的咖啡也能降低血脂浓度，促进血流通畅，防止心脏病的发生。酸牛奶因含有大量的钙质，可减少胆固醇的吸收，所以也可以降血脂。临床观察，若每日喝2瓶酸牛奶，两月后血清中胆固醇水平有明显下降。

04 高脂血症者生活中应注意什么?

(1) 限制高脂肪饮食。严格选择胆固醇含量低的食品，如蔬菜、豆制品、瘦 肉、海蜇等，尤其是多吃含纤维素多的蔬菜，可以减少肠内胆固醇的吸收。

(2) 限制甜食。糖可在肝脏中转化为内源性三酰甘油（甘油三酯），使血浆中三酰甘油的浓度增高，所以应限制甜食的摄入。

(3) 减轻体重。对体重超过正常标准的人，应在医生指导下逐步减轻体重，以每月减重1～2千克为宜。降体重时的饮食原则是低脂肪、低糖、足够的蛋白质。

(4) 加强体力活动和体育锻炼。体力活动不仅能增加热能的消耗，而且可以增强机体代谢，提高体内某些酶，尤其是脂蛋白酯（酶）的活性，有利于三酰甘油的运输和分解，从而降低血中的脂质。

(5) 戒酒。酗酒或长期饮酒，可以刺激肝脏合成更多的内源性三酰甘油，使血液中低密度脂蛋白的浓度增高引起高脂血症。因此，中年人还是以不饮酒为宜。

(6) 避免过度紧张。情绪紧张、过度兴奋，可以引起血中胆固醇及三酰甘油含量增高。凡有这种情况，可以用一些心理治疗方法，如做深呼吸或散散步或心理自我暗示等，实在不行的话可以应用小剂量的镇静药。

(7) 对饮食治疗及体育疗法确实无效者，可在医生指导下适当使用一些降脂药。

05 中医针灸治疗高脂血症怎么做?

(1) 艾炷隔姜灸法。主穴取阳池、三焦俞，配穴取地机、命门、三阴交、大椎。每次选主穴、配穴各一，进行隔姜灸，每穴5～7壮，每日1次，1个月为1个疗程。或取神阙、双侧足三里进行艾条温和灸，每穴每次10分钟，隔日1

次，具有温补脾肾、活血化瘀之效，对于老年人高血脂具有良好的疗效。或以决明子、红花、公丁香、硫黄等药加艾绒制成药物灸条，取关元、丰隆进行温和灸，每穴15分钟，隔日1次。具有健脾益气、祛痰化湿之效。

(2) 耳穴压丸法。耳穴压丸法对降低血脂有很好的疗效，可取肺、交感、内分泌、胰、胆、肾上腺、神门、肝、脾、胃等耳穴，每次3～5穴，隔日1次。对上面所用穴位也可用点按、揉摩等手法进行自我按摩。

第十四章

高血压

01 高血压对身体哪些脏器危害最大？

高血压最容易伤害人体的“心、脑、肾”。为什么呢？

首先，高血压对心、脑的损害是首当其冲的。由于血压长期升高，增加了心脏负担，可导致高血压性心脏病。高血压可促进动脉粥样硬化，部分患者可合并冠心病，出现心绞痛、心律失常、心肌梗死等症状。根据有关调查，冠心病患者中有62.9%～93.6%的人有高血压病史。

高血压引起的脑血管疾病主要有脑出血、高血压脑病和脑梗死等，其中脑出血是高血压晚期最常见的并发症，死亡率较高，易遗留偏瘫或失语等致残性后遗症，需紧急处理。

高血压初期小便检查可能正常，随后可出现少量蛋白尿及管型尿。晚期可出现肾功能减退以至衰竭，临床出现多尿、夜尿、口渴、多饮、尿比重降低等，肾功能衰竭的损害是不可逆的。

02 引起高血压的四大危险因素是哪些？

(1) 性格因素。易急躁、易发怒、易激动性格的人，体内的去甲肾上腺素、多巴胺和胰岛素分泌明显高于正常人，这些物质能使神经系统兴奋、心跳加快、血管收缩、血压升高，时间久了，人就会患高血压病。长期处于精神紧张状态或遭受精神刺激也可引起高血压。

(2) 肥胖和超重。随着体重的增加，体内血液容量也随之增加，心脏负担增加而使血压增加。另外，肥胖者血液中的血脂常超出正常范围，易使血液黏稠度增加，血压随之升高。调查发现，肥胖者高血压的患病率是体重正常者的2～5倍。

(3) 饮食不当。高脂、高糖饮食使体重增加，低钾、低钙、低镁和低动物蛋白质饮食等也是引起高血压病的重要因素。过量的饮酒不仅使血压升高，还能增加热量引起体重增加。高钠盐饮食是高血压发生的最常见因素。

(4) 遗传因素。约30%原发性高血压患者有高血压家族史。如果双亲都有高血压，他们的子女发生高血压概率为45%。

03 高血压的“预警身体信号”有哪些?

如果持续一段时间具有以下症状，那就应该启动高血压的“预警110”了。

(1) 头痛。多在后脑部位，并伴有肩痛、恶心、呕吐感。若经常感到头痛，而且很剧烈，同时又恶心呕吐，就可能是向恶性高血压转化的信号。

(2) 眩晕。女性患者出现较多，可能会在突然蹲下或起立时发作。

(3) 耳鸣。双耳耳鸣，持续时间较长。

(4) 心悸气短。高血压会导致心肌肥厚、心脏扩大、心肌梗死、心功能不全，这些都会导致心悸气短。

(5) 失眠。多为入睡困难、早醒、睡眠不踏实、易做噩梦、易惊醒。这与大脑皮质功能紊乱及自主神经功能失调有关。

(6) 肢体麻木。常见手指、脚趾麻木或皮肤如蚂蚁爬行感、手指不灵活。身体其他部位也可能出现麻木。

04 降压防病养生粥如何做?

(1) 荷叶粥。荷叶1张，洗净煎汤，去荷叶后，加粳米100克、砂糖少许，煮成粥。如无鲜荷叶，亦可用干荷叶代替。荷叶的浸剂和煎剂均能直接扩张血管，可起中度降压作用。

(2) 葛根粉粥。将葛根洗净切片，经水磨后沉淀取葛根粉，晒干。每次以葛根粉30克，粳米100克，加水适量，煮成粥。可用于预防和治疗高血压引起的头痛、项背强痛及冠心病引起的心绞痛等症。

(3) 芹菜粥。芹菜连根120克，洗净切碎，粳米100克，加水适量，同煮为粥。芹菜有明显降压作用，是通过作用于主动脉弓化学感受器而产生。

(4) 大蒜粥。大蒜30克，去皮，放入沸水中煮1分钟捞出，然后取粳米100克，放入煮蒜水中煮成稀粥后，再将蒜重新放入锅内煮成药粥。可供早、晚餐食用。大蒜含有“配糖体”，有降压效果。另外，大蒜还有溶解体内瘀血的功能，可以辅助防治心脏冠状动脉栓塞。

05 高血压病饮食禁忌是什么?

(1) 忌长期食用高胆固醇食物，如动物内脏、虾、墨鱼等。

(2) 忌过量食用肥肉。

(3) 忌饮食过饱，宜八分饱。

(4) 忌食各种蛋黄。

(5) 忌盲目减肥。

(6) 忌饮酒过量，每日应少于30g。

(7) 忌食盐过量，每日在5g以下。

(8) 忌饮水过多。

(9) 忌饮咖啡。

(10) 忌饮食中缺钾、钙。

06 如何用中医敷贴疗法降压?

敷贴疗法是将药物贴于体表一定穴位，使药物经穴位透皮吸收，通过经络运行，起到调整脏腑功能的作用，从而达到治疗目的。以下方法可以选择使用。

(1) 吴茱萸末适量，醋调后，贴于一侧脚心涌泉穴，每日调换一次，左右交替。

(2) 桃仁、杏仁、栀子、胡椒、糯米，共捣烂与鸡蛋清调成糊状，每晚睡前敷贴一足的涌泉穴，左右交替。一般3天后血压开始下降。

(3) 吴茱萸、川芎各半，研末，每日用10g，将神阙穴消毒后纳入其中，用麝香止痛膏固定。

07 中医如何用保健按摩法预防高血压?

保健按摩可预防高血压的形成，对于确诊高血压患者又能起辅助治疗的作用，甚至可以由此减少药量。

(1) 耸肩膀。即两侧肩关节上下前后做环转活动，共2分钟。

(2) 按摩腹部。双手掌相叠，紧压肚脐，以肚脐为圆心，慢慢转动，直到腹部产生热感为止。

(3) 揉太阳穴。双手食指按住太阳穴，按顺时针方向捻揉10次，再按逆时针方向捻揉10次，交替操作，约2分钟，以有酸胀感为宜。

(4) 分推前额。把双手大鱼际置于前额中央，紧贴皮肤，慢慢向两边推去，至太阳穴上，反复操作，约2分钟。

第十五章

冠心病

01 什么是冠心病？

冠状动脉粥样硬化性心脏病简称“冠心病”，是指冠状动脉粥样硬化使血管缺血缺氧而引起的心脏病。冠心病多发生于40岁以后，男性多于女性。

冠心病按病情轻重不同，可分为隐性冠心病、心绞痛、心肌梗死和心肌猝死四种类型。隐性冠心病虽没有症状，但心电图检查有心肌缺血表现。心绞痛常因情绪激动、劳累等因素导致胸闷胀重紧缩和绞榨性疼痛。心肌梗死的胸痛较剧烈，患者烦躁不安、出汗、有恐慌感。心肌猝死可在无先兆的情况下发生，心脏停止跳动，迅速死亡。

冠心病的病因和发病机制，目前尚未完全阐明，但通过广泛的研究，发现了一些危险因素，如高血脂、高血压、吸烟、糖尿病、缺乏体力活动和肥胖等，这些因素多可通过改变生活习惯、药物治疗等方式进行调节和控制。

02 如何预防冠心病？

(1) 起居有常。应早睡早起，避免熬夜工作，临睡前不宜看紧张、恐怖的小说和电视剧。

(2) 身心愉快。精神紧张、情绪波动可诱发心绞痛。应忌暴怒、惊恐、过度思虑以及过喜。养成养花、养鱼等良好习惯以怡情养性，调节自己的情绪。

(3) 饮食调摄。过食油腻、脂肪、糖类，会促进动脉血管壁胆固醇的沉积，加速动脉硬化，故不宜多食。饮食宜清淡，多食易消化的食物，要有足够的蔬菜和水果，少食多餐，晚餐量要少，肥胖病人应控制摄食量，以减轻心脏负担。

(4) 戒烟少酒。吸烟是造成心肌梗死、卒中（中风）的重要因素，应绝对戒烟。少量饮啤酒、黄酒、葡萄酒等低度酒可促进血脉流通，气血调和。烈性酒在禁忌之列。不宜喝浓茶、咖啡。

(5) 劳逸结合。应避免过重体力劳动或突然用力，不要劳累过度。走路、上楼梯、骑车宜慢，否则会引起心率加快、血压增高，诱发心绞痛。饱餐后不宜运动。寒冷会使血管收缩，减少心肌供血而产生疼痛，所以应注意保暖。

(6) 控制房事。性生活时人们处于高度兴奋，血液循环加快，全身需血量增加，而冠状动脉供血则相对不足，极易发生心绞痛或心肌梗死，故宜严格节制。在心肌梗死完全恢复后，房事宜控制在每月1～2次。

(7) 体育锻炼。运动应根据个人的身体条件、兴趣爱好选择，如打太极拳、打乒乓球、做健身操、练练功十八法等。量力而行，使全身气血流通，以减轻心脏负担。

03 怎样巧选药茶防治冠心病？

(1) 三七花参茶。取三七花、参三七各3克，沸水冲泡片刻，待温后频饮代茶。参三七有活血祛瘀止痛功效，对冠心病患者能起到扩张冠状动脉、增加冠状动脉血流量，减少心肌耗氧量的功效。

(2) 丹参檀香茶。丹参30克，檀香6克，白糖15克。制法：将丹参、檀香洗净入锅，加水适量，武火烧沸后，文火煮45～60分钟，滤汁去渣，服时依个人习惯适量加白糖即成。适用心绞痛、心肌梗死。

(3) 三参菊花茶。紫丹参15克，党参10克，参三七（研末）3克，菊花10克，沸水冲泡，当茶饮。

(4) 化瘀降脂茶。生山楂500克，生麦芽250克，泽泻200克，共研成粗末，每日用50克煎水代茶饮。用于冠心病痰浊内阻型而伴有高脂血症者，可巩固治疗效果。

04 对高血脂、冠心病患者有益的食物有哪些？

(1) 山楂。山楂具有降低血清胆固醇和降压的作用，还有促进气管纤毛运动、排痰平喘的功效。

(2) 藻类。海带、紫菜、石花菜等，均含有丰富的矿物质和多种维生素，具有降压作用。

(3) 胡萝卜。胡萝卜含有丰富的胡萝卜素和多种营养，可增加冠状动脉血流量，降低血脂，促进肾上腺素分泌，具有降血压、强心等功效。

(4) 大豆和花生。大豆及豆制品含有可溶性纤维素，具有减少体内胆固醇的作用。花生（不含种皮）含有多种氨基酸和不饱和脂肪酸，经常食用，可防止冠状动脉硬化。

(5)洋葱。洋葱能够扩张血管，降低外周血管和心脏冠状动脉的阻力。

(6) 生姜。生姜中主要含有姜油，姜油中的有效成分能够阻止胆固醇的吸收，并增加胆固醇的排泄。另外生姜中的姜醇、姜烯可促进血液循环。

(7) 玉米。玉米具有抗血管硬化的作用，脂肪中亚油酸含量高达60%以上，还有卵磷脂和维生素 E等，具有降低血清胆固醇，防治高血压、动脉硬化，防止脑细胞衰退的作用，有助于血管舒张，并维持心脏的正常功能。

(8) 荞麦。荞麦中含有芦丁、叶绿素、苦味素、荞麦碱以及黄酮类物质。芦丁具有降血脂、降血压的作用，黄酮类物质可以加强和调节心肌功能，增加冠状动脉的血流量，防止心律失常。

(9) 芹菜。芹菜主要含有挥发油、甘露醇等，具有降压、镇静、健胃、利尿等作用。

(10) 韭菜。韭菜含有丰富的纤维素、挥发性精油和含硫化合物，能够促进肠蠕动，减少胆固醇的吸收，并具有降血脂的作用。

(11) 菇类等食用菌。蘑菇等食用菌富含蛋白质，脂肪含量低，几乎不含胆固醇，具有明显的降脂降压作用。黑木耳能够防止血栓形成，防止动脉硬化和冠心病。

(12) 甘薯。甘薯含有丰富的糖类、维生素C和胡萝卜素，能够有效地维持人体动脉血管的弹性，保持关节腔的润滑，防止肾脏结缔组织萎缩。常吃甘薯能够防止脂肪沉着、动脉硬化等。

第十六章

糖尿病

01 什么是糖尿病？

糖尿病是常见的有遗传倾向的一种慢性代谢障碍性内分泌疾病。其发病是由于体内胰岛素绝对或相对不足，引起糖、脂肪、蛋白质代谢紊乱，导致高血糖及糖尿。临床上典型表现为“三多一少”，即多食、多饮、多尿、体重减轻。

02 糖尿病的危害有多大？

糖尿病全世界的发病率有逐渐增高的趋势，尤其在中国、印度等发展中国家，它已被列为继心脑血管病及肿瘤之后第三位。糖尿病对人类健康危害最大的是动脉粥样硬化及微血管病变基础上产生的多种慢性并发症，如糖尿病性心脏病、糖尿病性肢端坏疽、糖尿病性脑血管病、糖尿病性肾病、糖尿病性视网膜病变及神经病变等。因糖尿病引起失明者比一般人多10～25倍，目前糖尿病性视网膜病变已成为四大主要致盲疾病之一；糖尿病性坏疽和截肢者比一般人多20倍；糖尿病者较非糖尿病者心血管系统发病率与病死率高2～3倍；糖尿病导致肾功能衰竭比肾病多17倍。总之，糖尿病及其慢性并发症对人类健康的危害是十分严重的，已引起全世界医学界的高度重视。

03 如何早期发现糖尿病？

糖尿病的典型症状是“三多一少”，即多饮、多食、多尿及消瘦。但部分患者病情轻，症状不明显。此时常处于糖尿病早期，如果及时发现及时治疗，可以治愈或防止病情恶化。以下就是帮你早期发现糖尿病的信号。

(1) 口腔症状。口干、口渴或口腔黏膜瘀点、瘀斑、水肿、口腔灼热感等常是糖尿病的先兆。

(2) 体形变化。原来较胖而近期不明原因体重减轻者；女性上体肥胖，腰围与臀围之比大于75%～85%（不论体重多少），此两类人中糖尿病试验异常者达60%。

(3) 视力下降。糖尿病可引起视力下降速度较快，有时也会引起急性视网膜病变，导致急性视力下降。

(4) 皮肤瘙痒及感染。糖尿病引起的皮肤瘙痒，往往使人难以入睡，特别是女性阴部的瘙痒更为严重。有的可见反复性皮肤或外阴感染，这是由于皮肤组织中含葡萄糖较多，有利于细菌、真菌繁殖之故。

(5) 腹泻与便秘。糖尿病可引起内脏神经病变，造成胃肠道的功能失调，从而出现顽固性的腹泻与便秘，其中腹泻使用抗生素治疗无效。如果有以上的症状和体征，就应该注意是否患上了糖尿病，应该及早治疗。

04 糖尿病患者的饮食原则是什么？

饮食疗法是糖尿病最重要和首选的一种康复疗法，其饮食原则可以用口诀记忆：主食宜精，不宜细；品种宜杂，不宜单；副食宜素，不宜荤；肉蛋宜少，不宜多；品味宜淡，不宜咸；吃饭宜慢，不宜急；嚼食宜细，不宜粗；吞咽宜慢，不宜快；饭量宜少，不宜多；喝水宜多，不宜少。

05 你知道糖尿病患者“三宜三不宜”吗？

传统上，对糖尿病患者来说，米饭不能吃饱，水果不能吃多，甜品基本不碰。那他们到底能吃什么？营养专家为糖尿病患者开出了“三宜三不宜”健康食谱。

(1) 糖尿病患者“三宜”健康食谱

一宜五谷杂粮，如小麦面、荞麦面、燕麦面、玉米面等是富含B族维生素、多种微量元素及食物纤维的主食，长期食用可降低血糖、血脂。

二宜豆类及豆制品，豆类食品富含蛋白质、无机盐和维生素，且豆油含不饱和脂肪酸，能降低血清胆固醇及甘油三酯。

三宜苦瓜、洋葱、香菇、柚子、南瓜等食物。这些植物性食品可降低血糖，是糖尿病患者最理想的食物，如能长期服用一些蜂胶，则降血糖和预防并发症的效果会更好。

(2) 糖尿病患者要警惕的“三不宜”食谱

一不宜吃或喝各种糖、蜜饯、水果罐头、汽水、果汁、果酱、冰淇淋、甜饼干、甜面包及糖制糕点等，因为这些食品含糖量很高，食用易出现高血糖。

二不宜吃含高胆固醇的食物及动物脂肪，如动物的脑、肝、心、肺、腰等内脏，蛋黄，肥肉，黄油，猪、牛、羊的油脂等，这些食物易使血脂升高，易发生动脉粥样硬化。

三不宜饮酒，酒精能使血糖发生波动，空腹大量饮酒时，可发生严重的低血糖，而且醉酒往往能掩盖低血糖，不易发现，非常危险。

06 影响糖尿病患者康复的误区是什么？

误区一：只吃杂粮，不吃水果。

许多人认为，只吃杂粮不吃水果就可以把血糖控制好。专家提醒：杂粮也要限量，粗粮应在和细粮同等量的情况下适当吃些。此外，水果可在血糖稳定的前提下适当吃一点，尽量把时间选择在两餐之间。

误区二：手脚麻木与糖尿病无关。

手脚麻木的患者很少有人会查一查自己是否得了糖尿病。糖尿病足是糖尿病引起的神经病变和血管病变。所以建议：手脚麻木、伤口不易愈合者不可大意，要及时到医院检查。

误区三：控制了血糖就控制了糖尿病。

糖尿病是一个代谢性疾病，伴随血糖的异常，多数患者还合并高血压、脂质异常、体重超标等。因此，在血糖治疗达标的同时，患者还应将血压、血脂、体重控制在相应的范围内。

误区四：对糖尿病治疗持悲观情绪。

由于糖尿病的发病原因不明，目前也没有彻底的根治方法。因此许多患者失去了治疗信心，表现为意志消沉，不按时服药，忽视了治疗。中医认为情志异常会导致体内阴阳失去平衡，使病情加重，甚至引起糖尿病酸中毒等更严重的后果。

07 如何预防糖尿病的发生？

既然糖尿病对身体危害大，是终身性疾病，目前尚无根治方法，那么我们何不平时稍加注意，防止它的发生呢？为了预防糖尿病的发生要从以下几方面努力。

(1) 劳逸结合，保持机体的阴阳平衡，使机体功能处于正常状态。若劳逸失常则阴阳不平，易引起体内代谢紊乱，最终产生糖尿病。

(2) 养成良好的生活起居习惯，以保持脏腑的正常功能。

(3) 饮食上一定要节制，千万不可长期吃大鱼大肉，要荤素结合，以保持脾胃功能正常。因为脾胃不好是引发糖尿病的关键因素。

(4) 为人处世要大度，保持良好的心态，有助于脏腑气机调畅，增进身体健康。若常发脾气则会使肝气旺，肝旺则犯脾胃，导致脾胃消化功能失调，促进糖尿病发生。

(5) 可以适当选择益气补血、滋补阴阳等有保健效果的中药进行适度的药养，使机体代谢得以调整，增强脏腑功能，提高人体的抗病能力。如六味地黄丸、十全大补丸、大补阴丸等。

08 防治糖尿病食疗方有哪些？

中医认为，糖尿病之发病，以阴虚为本，以燥热为标。食疗以清热养阴、益气生津和滋补肝肾等为基本原则。

(1) 家常炒洋葱。取洋葱250克，用家常烹炒法制成菜肴，随饭食用；或取洋葱50～100克，水煮1～2分钟后服食。洋葱能提高血中胰岛素水平以降血糖，还能降低血液黏稠度。适合于糖尿病并发动脉粥样硬化患者食用。

(2) 北芪山药煎。生黄芪30克，怀山药30克，煎水代茶饮。适用于糖尿病偏于脾胃虚弱及肺气不足者。

(3) 绿豆南瓜羹。绿豆250克，南瓜500克，切块，加水适量，煮熟食用。适用于糖尿病之中消者，即消谷善饥者。

(4) 玉米须炖龟。玉米须100克，乌龟1只，姜、葱、黄酒、食盐各适量。乌龟去头、内脏、爪，与玉米须（纱布包）一起入沙锅，加调料炖熬。食肉、喝汤。适用于糖尿病合并高血压者。

(5) 葛根粉粥。葛根粉30克，粳米50克。二者同煮为粥，能生津止渴，清热除烦。适用于老年糖尿病患者。

(6) 木耳山药粥。银耳3克（或黑木耳10克），山药30克，粳米100克。银耳（或黑木耳）泡软，煮熟烂。山药洗净切小块，与粳米和银耳（或黑木耳）共煮为粥。具有健脾凉血的作用。适用于老年糖尿病患者。

第十七章

癌症

01 什么是癌症？

癌症是人体组织器官的细胞在各种内在和外界的不良因素长期作用下变成癌细胞，大量无规律增殖而不受人体控制和调节的一种恶性疾病。癌细胞是对人体有害的异常细胞，它消耗患者体内的大量营养物质，使机体正常组织和细胞得不到营养而死亡，从而使患者新陈代谢紊乱，造成机体逐渐衰竭，最终导致死亡。癌症患者常常出现疲乏无力、精神倦怠及食欲不振等全身症状。皮肤癌、食管癌、直肠癌、胃癌、肝癌、肺癌、膀胱癌、乳腺癌、宫颈癌、鼻咽癌等都是常见的癌症。

02 癌症是不是绝症？

专家认为，人类医治癌症到目前为止只有两条路：第一条是消灭病源；第二条是增加抵抗力。但无论用钴^{60}还是其他药物去消灭癌细胞，往往癌细胞还没被消灭，正常的细胞却先被杀死。无论用什么营养、补药，正常的细胞还未吸收，癌细胞却先吸收，让癌长得更快。因此上述两条路都行不通，所以人们认为它是绝症。不过这一种想法是片面的。

据统计，有40%的癌症可以治愈，90%早期癌症可治愈。关键在于早期预防、早期发现、早期诊断、早期治疗，所以说癌症不全是绝症。因为癌症早期人体组织和细胞很少被癌细胞破坏，即癌细胞正处于增殖阶段，有向机体进攻损害的趋势，故如果及时用药和适当调理就能控制其发展而不发病。但是若等到癌症晚期再治疗就麻烦了，即使治愈了也会留下后遗症，身体非常虚弱，生活质量很差。既然这样，我们何不平时早早预防呢？平时在养生保健上多注意一点，尽可能地避免致癌因素的影响；定期检查身体，做到早发现、早治疗。癌症就不容易发生在我们身上，得了癌症，早期诊治更易获得较好的疗效，提高生活质量，延长寿命。

03 癌症发生前有特殊信号吗?

癌症发生前期，即早期肿瘤，世界卫生组织曾提出八大警告信号。我国临床专家总结了以下二十种特殊警告信号。

(1) 身体任何部位如乳腺、颈部或腹部出现逐渐增大的肿块。

(2) 干咳、痰中带血，胸闷胸痛，久治不愈。

(3)黑痣突然增大，同时伴有灼痒、破溃、出血疼痛或痣上的毛发脱落。

(4) 反复发热和顽固性的牙齿出血，皮下出血和进行性贫血。

(5) 原因不明的消瘦、无力，上腹无规则的疼痛，食欲下降，特别厌食肉类食品。

(6) 非怀孕和哺乳的妇女，有乳头流水或能挤出液汁。

(7) 中年以上的妇女，性交后阴道有少量出血，或平时有不规则的阴道出血，或是停经后数年又来月经，白带明显增多。

(8) 不伴腹痛的逐渐加深的黄疸和上腹包块。

(9) 肝脏肿大的速度较快，并伴有肝区疼痛。

(10) 不明原因的无痛性血尿。

(11) 皮肤溃烂长久不能愈合。

(12) 反复出现的不明原因的高热。

(13) 口腔黏膜或女性外阴或男性阴茎龟头上出现白斑，而且迅速扩大和灼痒不适。

(14) 鼻塞，经常少量鼻出血或鼻涕中常带血丝，伴有偏头痛、头晕、耳鸣和颈上部耳垂下方前后部位摸到肿大淋巴结。

(15) 大便习惯改变，或腹泻和便秘经常交替出现，或大便常带脓血，或大便形状变细变扁。

(16) 进行性双下肢无力，感觉异常，动作失调或伴大小便有时失禁。

(17) 逐渐加剧的头痛，伴突然出现的短暂的视力障碍和呕吐。

(18) 青少年肘或膝关节剧痛、肿胀，用抗风湿药或抗生素类药治疗无效。

(19) 无明显外力作用所致的股骨和肱骨等大骨的骨折。

(20) 进食吞咽时胸骨后有异物梗塞感、刺痛感或自觉食物通过缓慢。

以上提出较具代表性的20条疑似恶性肿瘤的症状。凡发现这些症状，应该引起足够的重视，尽快到医院请有关专科进行诊断。但并不是说，凡有上述症状就是癌症，最后的诊断应该由医生经过各种方法详细检查之后才能作出，若暂时不能下结论，则应隔一段时间再做检查。

04 哪些人群易患癌症？

(1) 偏肉食者。某些癌症的主要诱发原因是过多动物脂肪的摄取。专家发现，每天以肉食为主的女性患肠癌的比例比每月只吃几次肉食者高出2 ~ 5倍。

(2) 经常熬夜者。癌细胞是在正常细胞裂变过程中发生突变而形成的，而夜间又是细胞裂变最旺盛的时期，因此，睡眠不好，细胞发生变异而成为癌细胞的可能性变大。

(3) 经常憋便者。尿液中含有一种可以致癌的物质，会侵害膀胱的肌肉纤维，促发癌变，故专家主张每1小时排尿1次；大便中有害物质多，如吲哚、烘臭素、硫化氢及其他致癌物，经常刺激肠黏膜会导致癌变，故应及时排空。

(4) 肥胖者。研究表明，肥胖女性发生结肠癌的危险性比一般女性高2倍。腰部以上特别肥胖的女性，患乳腺癌的可能性要高出正常人4 ~ 6倍。故体重超标30%以上的人，减肥就成为防癌的重要举措。

(5) 过敏体质者。调查发现，凡是有过敏性哮喘（包括对药物或化学试剂过敏）的人，比无过敏史者更易患癌症。如有过敏史的女性患乳腺癌的危险比正常人高达30%。所以要积极预防过敏的发生。

(6) 胆固醇过低者。有人以为胆固醇过高才会引发疾病如冠心病或卒中（中风），但要注意胆固醇不是越低越好，降低胆固醇大约可使10%的人多活几年，却使癌症的发病率上升30%。

(7) 缺乏维生素者。专家认为体内维生素A缺乏患胃癌的危险性比正常人高出3.5倍，而患其他癌症的概率增加2倍多；维生素C缺乏者患膀胱癌、肾上腺癌、食管癌的危险性增加2倍；维生素E不足者，唇癌、咽癌、胃癌等的患病率均增高。

(8) 常饮烫浓茶者。医学家研究发现，经常饮用80℃以上高温茶水有可能烫伤食管，而且茶中的鞣质可在损伤部位沉积，不断刺激食管上皮细胞，从而发生突变，突变细胞大量增殖后可变成癌组织。当然，烫的食物也要尽量放凉后才吃。

(9) 患高血压者。临床研究表明，高血压病人癌症患病率和死亡率比正常人高大约2倍多。

(10) 精神、情绪不稳定者。如长期精神紧张、机体长期超负荷运转、神经质倾向、习惯于自我克制、缺乏自信心、情绪低落、经不住打击、总觉得无所事事者，以及内向不稳定型个性、A型性格者。这些性格均能导致神经内分泌代谢紊乱，器官功能失调，降低和抑制机体免疫能力，影响免疫系统识别和消灭癌细胞的监视作用，使癌细胞得以发生和增殖。因此不良情绪是癌症的活化剂。

(11) 某些慢性疾病者。如有肝炎、肝硬化者易患肝癌；有慢性萎缩性胃炎、胃息肉、胃溃疡、残胃炎或残胃溃疡者易患胃癌；有胆囊或阑尾切除史者及有溃疡性结肠炎者易患大肠癌；有乳腺小叶增生者，易患乳腺癌；有慢性宫颈糜烂或宫颈炎者易患宫颈癌；有慢性皮炎或溃疡，原有色素痣突然增大、破溃、出血者易患皮肤癌；有高血压、糖尿病者因免疫力下降易患各种癌症。

(12) 特殊职业者。长期与致癌化学物质或放射性物质接触者易患各种癌症。如长期接触联苯胺能引起膀胱癌；苯能引起白血病；氯乙烯能引起肝血管肉瘤；氯甲醚、石棉、焦炉逸散物质能引起肺癌等。X线、放射性同位素能引起白血病，孕妇如接受过量X线照射可使胎儿发生癌的机会增加47倍。

(13) 有癌症家族史者。癌症的病因中90%是外因性的，但有些癌症具有遗传易感性，有的癌症是直接遗传的。因此，癌症患者的后代患癌率比一般人群要高一些。

05 哪些食物防癌抗癌作用强?

足量的维生素C、维生素A、微量元素硒、钼等，可以抵消、中和、减低致癌物质的致癌作用，达到防癌、抗癌的作用。食物中富含这些元素的有哪些呢?

(1) 含维生素C丰富的食物：各种新鲜蔬菜和水果，如芥菜、香菜、青蒜、荠菜、菜花、柿子椒、柑橘、鲜枣、山楂、各种萝卜、圆白菜、草莓、绿豆芽、四季豆、番茄、冬笋、莴笋、香蕉、苹果、杏、猕猴桃等。

(2) 含维生素A丰富的食物：鸡肝、牛肝、鸭肝、猪肝、带鱼、蛋、胡萝卜、红薯、豌豆苗、油菜、柿子椒、芹菜等。

(3) 含大蒜素丰富的食物：含大蒜素的食物有明显的抗癌作用，主要有大蒜、葱。

(4) 含微量元素丰富的食物：含量丰富的有肉、海产品、谷物、大蒜、葱、芝麻。这类食物有防癌、抗癌的作用。

(5) 提高免疫力的食物：猕猴桃、无花果、苹果、沙丁鱼、蜂蜜、牛奶、猪肝、猴头菌、海参、牡蛎、乌贼、鲨鱼、海马、甲鱼、山药、乌龟、香菇等。

06 你知道抗癌蔬菜排行榜吗?

科学研究证实许多蔬菜有良好的抗癌作用。不同蔬菜对癌症的抑制程度不同。以下是抗癌蔬菜排行榜（括号中为对癌症抑制作用的百分比）：①熟红薯（98.7%）；②生红薯（94.4%）；③芦笋（93.7%）；④花椰菜（92.8%）；⑤卷心菜（91.4%）；⑥西芹（83.7%）；⑦茄子皮（74%）；⑧甜椒（55.5%）；⑨胡萝卜（46.5%）；⑩金花菜（37.6）；⑪荠菜（35.4%）；⑫苤蓝（34.7%）；⑬芥菜（32.4%）；⑭雪里红（29.8%）；⑮番茄（29.8%）；⑯大葱（16.3%）；⑰大蒜（15.5%）；⑱黄瓜（14.3%）；⑲大白菜（7.4%）。

在合理饮食的基础上，有意识地经常性地补充这些防癌食物，对人体的抗癌有积极的意义。

07 常见抗癌食物的抗癌机制是什么？

(1) 红薯。含有较多的胡萝卜素、赖氨酸、植物纤维、去氢表雄酮，能预防肠癌和乳腺癌。

(2) 玉米。其营养价值超过面粉、大米，经常食用能预防动脉硬化、心脑血管疾病、癌症、高胆固醇血症、高血压等病。

(3) 南瓜。含极丰富的维生素A、维生素C，还含有钙质和纤维素、色氨酸等，可预防肥胖、糖尿病、高血压和高胆固醇血症，是预防癌症的好食品。

(4) 麦麸。麦麸是小麦主要营养成分的仓库，含有B族维生素、硒、镁等矿物质，很多植物纤维。有利于防治大肠癌、糖尿病、高脂血症、高胆固醇血症、便秘、痔疮等。

(5) 萝卜及胡萝卜。含有大量维生素 C，胡萝卜还含有丰富的胡萝卜素，所以它们具有极好的防癌作用。

(6) 蘑菇。营养丰富，含有人体必需的氨基酸，多种维生素和矿物质（含硒和丰富的维生素D），能增强人体免疫力，有利于预防胃癌和食管癌。

(7) 芦笋。它含有硒和植物纤维等，可用来防治多种癌症。

(8) 苦瓜。苦瓜的抗癌作用是由于它含有一种类奎宁蛋白，能激活免疫细胞的活性，苦瓜种子中含有抑制细胞侵袭、转移的成分。

(9) 茄子。它含有丰富的营养成分，还含有龙葵碱、葫芦素、水苏碱、胆碱等物质，其中龙葵碱和葫芦素被证实具有抗癌作用。

(10) 大蒜。实验已证实，大蒜素、大蒜辣素对许多癌细胞具有强烈的抑制作用，大蒜素还能阻断在体内合成亚硝胺。大蒜富含硒、锗，锗能激活巨噬细胞的吞噬功能。

(11) 豆类及豆制品。在豆类中，大豆、豌豆、扁豆、绿豆和刀豆等都含有可以防癌抗癌的核酸。

(12) 百合科（葱、洋葱、蒜等）和十字花科（圆白菜、白萝卜、芜菁等）蔬菜，它们含有多量的硫化合物，能够增强肝脏对异物解毒时所需酶的作用，能增强人体预防癌症的效果。

(13) 绿茶。据国内外广泛研究，认为茶叶，尤其是绿茶具有非常明显的防癌作用。

08 常用的防癌药膳有哪些?

(1) 萝卜蛇肉猪骨汤

做法 蛇肉150克（带骨，任何一种新鲜蛇肉均可，斩块），猪脊骨250克（斩块），黄芪30克，白萝卜、胡萝卜各250克（均洗净，切块），盐适量，生姜3片。用上述物品煮汤，汤开后改用文火煮一小时即成（不能用高压锅，因为高压锅会破坏其中的有效抗癌成分）。汤成后分多次服用。

功能 具有扶正抗癌作用。此汤可作为化疗及放疗者扶正抗癌的常用汤。

(2) 香蕉绿豆蜂蜜糊

做法 绿豆粉100克，香蕉125克（捣烂，加冷开水适量调成稀糊状），蜂蜜60克。先用水煮绿豆粉，熟后加入香蕉糊和蜂蜜，调匀即成。每日1剂，分3次服。

功能 防癌抗癌，润肠解毒。此为经常大便秘结的中年人防癌食疗保健方，又适用于进行化疗及放疗的患者，有助于护肝排毒。

(3) 仙藻土茯苓糕

做法 仙鹤草65克，海藻60克（清水洗去盐分），土茯苓125克，蜂蜜90克。先将仙鹤草、海藻、土茯苓加水共煎汁300毫升，过滤后冲入蜂蜜调匀，置冷成冻糕状，分3次服用。

功能 防癌抗癌，解毒排毒。仙鹤草具有稳定而显著的抗癌作用，对肺癌、胰腺癌、乳腺癌均有一定疗效；海藻可有效地抑制肠道对放射性90Sr的吸收作用，对乳腺癌效果尤为明显。以蜂蜜冲入使糕品更为滋润，香甜可口，加强护肝解毒、防癌的效能。

(4) 天然四汁饮

做法 胡萝卜汁150毫升，番茄汁150毫升，芦笋汁100毫升，梨汁150毫升，共混匀，分3次服。

功能　抗癌防癌。四种天然汁混合，以达最大的防癌抗癌效能。本方可作为各种癌症的辅助治疗剂。健康人饮用，也有助于健体防癌。

09 生活中有哪些防癌小秘诀？

第一诀：乐观防癌。

精神紧张，情绪压抑，悲观忧愁，严重抑制机体免疫功能，有利于癌细胞异军突起。与此相反，乐观、开朗即能显示出极大的防癌效应。

第二诀：素食防癌。

科学家研究发现大部分癌症病人血液检查的结果都是酸性反应。长期素食、且生活接近自然的佛寺僧尼，由于体质都偏属优质弱碱性，所以罹患癌症的病例比例少。在弱碱性体质的状态下，癌细胞可能无法生长，甚至是无法生存的。故建议少吃酸性的荤食类，多吃碱性的植物类食物，如红豆、萝卜、苹果、甘蓝、洋葱、番茄、香蕉、橘子、番瓜、草莓、梅干、柠檬、菠菜等。另外可吃绿藻和带壳菱角汤，以改变你的体质，可有效预防癌症的发生。

第三诀：食蒜防癌。

经常食用大蒜，既可阻断亚硝胺在体内合成，又可激发人体巨噬细胞吞噬癌细胞。

第四诀：睡眠防癌。

癌细胞是细胞分裂中产生的不正常细胞。细胞分裂多在人睡眠时进行。合理睡眠，有利于机体控制细胞不发生异变。

第五诀：饮茶防癌。

科学家宣称，从绿茶和红茶叶里找到一种化学物质，能够遏制血液中的致癌物质，防止癌症扩散。所以建议每天喝6杯淡绿茶或淡红茶来防病养生。

第六诀：擦背防癌。

日本东京大学专家指出，人背部的皮肤下存在一种组织，平时处于休眠状态，当用毛巾摩擦皮肤后，受到刺激的组织细胞就会活跃起来，进入血液循环，并逐步发展演变为网状细胞。网状细胞具有免疫功能，经常擦背能增强免疫力，能达到防癌的效果。

第七诀：戒烟防癌。

香烟中的许多化学成分和放射性元素都能致癌。放射性元素与烟草中的毛点结合，并在肺内沉积，形成放射性热点，放射性热点是肺癌的发源地。

第八诀：带鱼防癌。

近年来，科学家们又发现，带鱼体表的那层银白色的油脂中，含有一种抗癌成分——硫化鸟嘌呤，它能有效地治疗急性白血病及其他癌症。

第九诀：咀嚼防癌。

日本医学专家在研究中发现唾液中的过氧化物具有抑制致癌物质的特殊功效。所以他们建议“一口饭咀嚼30次”，以充分发挥唾液的作用，提高自我保健 能力。

第十诀：橄榄油防癌。

动物实验显示，单独食用橄榄油可防止乳腺癌。科学家认为，这可能是橄榄油较少含有容易氧化的不饱和脂肪酸，相反却含有包括维生素E在内的抗氧化剂和其他物质，所以起防癌作用。

参考文献

[01] 刘占文，马烈光. 中医养生学. 北京：人民卫生出版社，2007.

[02] 季羡林. 中国养生术. 北京：中央编译出版社，2008.

[03] 王旭东. 中医养生康复学. 北京：中国中医药出版社，2004.

[04] 王育杰，关志雄，汤伟奇. 中医养生学精华. 桂林：广西师范大学出版社，2007.

[05] 杨力. 杨力养生23讲. 北京：北京科学技术出版社，2004.

[06] 王琦. 中医体质学. 北京：人民卫生出版社，2009.

[07] 何焕荣，欧阳八四. 中医养生100讲. 南京：江苏科学技术出版社，2007.

[08] 颜德馨，夏翔. 中华养生大全. 上海：上海科学技术出版社，2001.

[09] 肖兰英，张爱卿. 食补养生全书. 北京：化学工业出版社，2008.

[10] 张家林. 老年食养食疗. 赤峰：内蒙古科学技术出版社，2003.

[11] 张有寯. 中国养生大全. 天津：天津人民出版社，2007.

[12] 张湖德. 中华养生秘诀. 北京：中医古籍出版社，2005.

[13] 田代华，董少萍. 中医防病与保健. 北京：人民卫生出版社，2000.

[14] 白雪涛. 生活环境与健康. 北京：化学工业出版社，2004.

[15] 梁晓春，董振华，徐慧媛. 中医养生直通车. 北京：人民军医出版社，2006.

[16] 快乐生活1001编委会. 中医养生1001问. 上海：上海科学普及出版社，2007.

[17] 刘平. 卫生间里的保健学问. 上海：上海中医药大学出版社，2005.

[18] 李舜伟. 你可以睡得更好. 北京：人民卫生出版社，2006.

[19] 郭海东. 细节决定健康全集. 北京：新世界出版社，2006.

[20] 任英梅. 女性保健全典. 哈尔滨：哈尔滨出版社，2007.

[21] 刘健. 中医三补养生. 合肥：安徽科学技术出版社，2007.

[22] 张清华，罗伟凡. 饮食养生. 北京：中国社会出版社，2007.
[23] 范晓清. 实用中医养生手册. 北京：中国华侨出版社，2006.
[24] 王强虎. 中医养生使用手册. 北京：人民军医出版社，2008.
[25] 高利等.《黄帝内经》与现代养生保健. 北京：民主与建设出版社，2007.
[26] 张清华，罗伟凡. 老年人养生. 北京：中国社会出版社，2007.
[27] 石映照. 音乐处方. 北京：东方出版社，2005.
[28] 高天. 音乐治疗导论. 北京：军事医学科学出版社，2006.
[29] 王祖承. 睡眠与睡眠障碍. 上海：上海科技教育出版社，2005.
[30] 耿洪森. 养生秘典. 合肥：安徽人民出版社，2005.
[31] 倪泰一，易洪波. 中华养生宝典. 重庆：重庆出版社，2006.
[32] 洪钊. 养生的智慧. 哈尔滨：哈尔滨出版社，2006.
[33] 梁冠山，冯国辰. 养生益寿宝典. 济南：山东人民出版社，2005.
[34] 刘国建，赵国华. 养生经. 武汉：湖北人民出版社，2006.
[35] 蒲志兰，吴卿. 春季中医养生，夏季中医养生，秋季中医养生，冬季中医养生. 北京：中信出版社，2008.
[36] 苏文. 春季养生计划，夏季养生计划，秋季养生计划，冬季养生计划. 上海：科学技术文献出版社，2006.
[37] 小雨. 健康养生小百科. 北京：中国纺织出版社，2006.
[38] 陈炳旗，蔡坚. 健康不求人——成德中医养生集萃. 北京：军事医学科学出版社，金盾出版社，2008.
[39] 王雄. 健康其实很简单——亚健康的中医调摄. 深圳：海天出版社，2009.
[40] 郭勇. 养生益寿保健手册. 上海：上海科学普及出版社，2005.
[41] 黄建民. 养生治病一点通. 南京：江苏科学技术出版社，2006.
[42] 孟景春. 百病中医调养. 上海：上海科学技术出版社，2005.
[43] 阮继章，李性天. 自我把脉富贵病. 武汉：湖北科学技术出版社，2006.
[44] 王惟恒，强永久. 防病治病有问必答. 北京：人民军医出版社，2008.